The Secret World of

SLEEP

睡眠的
秘密世界

〔英〕佩内洛普·A. 刘易斯 / 著

阳 曦 / 译

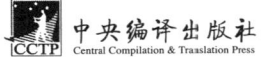

中央编译出版社
CCTP　Central Compilation & Traaslation Press

图书在版编目 (CIP) 数据

睡眠的秘密世界 /（英）佩内洛普·A. 刘易斯著；
阳曦译 . —北京：中央编译出版社，2019.11
书名原文：The Secret World of Sleep
ISBN 978-7-5117-3425-9

I. ①睡⋯ II. ①佩⋯ ②阳⋯ III. ①睡眠－普及读物
IV. ① R338.63-49

中国版本图书馆 CIP 数据核字 (2019) 第 056304 号

睡眠的秘密世界

出 版 人：葛海彦
出版统筹：贾宇琰
责任编辑：翟 桐
责任印制：刘 慧
出版发行：中央编译出版社
地   址：北京西城区车公庄大街乙 5 号鸿儒大厦 B 座 (100044)
电   话：(010) 52612345（总编室）   (010) 52612368（编辑室）
          (010) 52612316（发行部）   (010) 52612346（馆配部）
传   真：(010) 66515838
经   销：全国新华书店
印   刷：河北下花园光华印刷有限责任公司
开   本：880 毫米 ×1230 毫米 1/32
字   数：127 千字
印   张：6.875
版   次：2019 年 11 月第 1 版
印   次：2019 年 11 月第 1 次印刷
定   价：35.00 元

网   址：www.cctphome.com   邮   箱：cctp@cctphome.com
新浪微博：@ 中央编译出版社   微   信：中央编译出版社（ID：cctphome）
淘宝店铺：中央编译出版社直销店 (http://shop108367160.taobao.com) (010) 55626985
本社常年法律顾问：北京市吴栾赵阎律师事务所律师 闫军 梁勤
凡有印装质量问题，本社负责调换，电话：(010) 55626985

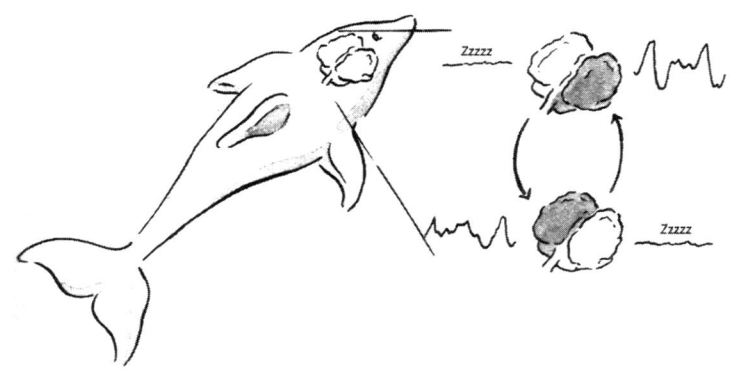

插图作者：托马斯·沙菲

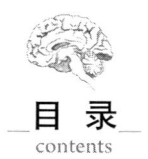

目 录
contents

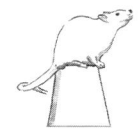

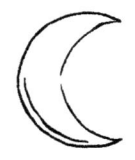

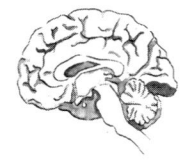

1
为什么睡觉？

睡眠不足会导致喜怒无常、幻觉、
偏执、记忆力变差、专注力及决策力受
损。这些功能都是由大脑控制的，所以
实验结果表明，睡眠或者睡眠不足，对
大脑功能的影响大于对身体的影响。

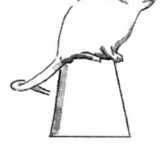

阿米巴虫会睡觉吗？它们肯定会在某些时候蜷缩起来，进入不活跃的状态，但这个问题的确切答案取决于你如何定义睡眠——而睡眠的定义不止一个。

如果采用极简主义的标准，你可以认为睡眠是指生物体进入不活跃的状态：如果在此时受到戳刺或是惊扰，它的反应没有平时那么激烈，但如果有危险逼近，它能够从这种状态中醒来。这种不活跃的状态似乎是有目的的，因为在睡眠受到干扰后，动物总会试图弥补（我们称之为反弹式睡眠）。根据这一宽泛的定义，阿米巴虫的确会睡觉。它们停止移动，蜷缩起来，哪怕被戳也毫无反应。这一状态会持续几个小时，通常是在夜间；如果老是被戳，休息受到干扰，它们也会出现反弹反应。昆虫、鱼类和两栖动物也会睡觉。事实上，动物王国的所有成员都会时不时地打个盹。对于黄蜂和其他有触须的昆虫来说，睡眠状态尤其明显，因为触须会弯曲下垂，这表明它们对环境的警觉性降低了。

那么，睡眠只是动物在无所事事的时候进行的一种活动吗？事实正好相反：睡觉常常是一件危险的事情。大部分动物生活在充满掠食者的环境中，一旦失去对危险的警觉性，它们很容易遭到攻击。要是没能发现鬼鬼祟祟靠近的掠食者，动物很容易沦为别人的盘中餐。我们这里说的不光是老鼠、长尾小鹦鹉或是蝌蚪之类脆弱的小动物，大型动物同样面临危险。比如说，躺着打盹的长颈鹿需要大约 15 秒钟才能站起来，要是这时候附近正好有只饥饿的狮子，那它就太不走运了（或许正是出于这个原因，长颈鹿大部分时间都站着打盹或是靠在树上小憩；不过每天晚上，它们还是需要躺下来一小会儿，享受一点高质量的睡眠）。[1] 既然睡眠这么危险，而动物（例如长颈鹿）不惜以身犯险，这说明睡眠一定很重要。某些生活在野外开放水域里的动物（例如鹦鹉鱼）想出了一些聪明的法子，尽量减少午睡的风险。鹦鹉鱼会在自己体外形成一层黏滑恶臭的覆膜，以此吓退垂涎它的掠食者。宽吻海豚、鸭子和很多鸟类则创造了两个大脑半球轮流休息的睡眠方式，这种状态下它们的大脑活动模式表明，同一时间段进入睡眠的只有一个大脑半球，另一个半球则保持清醒，控制着一只眼睛睁开以观察有无危险，同时协调一些基本的运动，例如游泳或者拍打一只鳍足来保持漂浮。[2] 两个半球轮流休息的睡眠方式带来了一个关于意识的有趣问题：如果只有一个大脑半球处于活跃状态，那么这只动物真的醒着（或者说有意识）吗？

睡眠的功能

那么，睡眠的目的到底是什么？这样消耗大量时间又危险的行为在动物界如此普遍，那么，它必然有某种重要的功能。在睡眠研究的历史上，阿兰·莱齐茨查芬（Alan Rechtschaffen）扮演着重要角色，他曾经表示："如果睡眠不提供某种生死攸关的功能，那它就是演化过程中最大的错误。"[3] 在这一论断的提示下，科学家们合情合理地达成了共识：睡眠必然很重要。但是，睡眠为什么重要呢？这个问题的答案就五花八门了。一种流行的观点是，睡眠是动物节约能量的一种方式。归根结底，动物睡觉时不怎么动弹（海豚等两个大脑半球轮流睡眠的动物除外），那么这种不活跃的状态必然会节省一些能量。这个假说很有蛊惑性。比如说，我们知道，为了节省能量，很多动物会冬眠；而且从表面上看，冬眠和睡眠似乎有许多共性——但是，冬眠通常会持续好几个月，而且冬眠时动物体温会大幅降低（有时候仅比冰点高出几度），远低于睡眠时的水平。事实上，许多动物冬眠期间体温会短暂地升高，以便获得足够的睡眠。这意味着它们投入了部分能量来获取睡眠——所以，睡眠的目的不可能是单纯地节省能量。

要研究睡眠为什么那么重要，还有一条路，那就是观察睡眠不足会引发什么后果。我们对睡眠不足的研究十分深入——在许多针对老鼠的残忍实验中，我们剥夺老鼠的睡眠甚至到了致命的程度；而以人类为标本的实验则小心得多，通过这些谨慎的实验，我们仔细分析了睡眠不足状态下人类的大脑、激素水平、注意力、记忆力和决策力。

在一项经典的实验中，我们在一池水里放了一个倒扣的花盆，然后把老鼠放在花盆顶上。花盆的顶高于水面，但面积很小，一旦老鼠的肌肉放松下来，它就会掉进水里（然后变得湿淋淋的！）（图 1）。有一个睡眠阶段（REM，或者说眼快动睡眠阶段）的标志是身体肌肉彻底松弛，所以这一实验确保了老鼠每次一旦进入 REM 阶段就会湿淋淋地醒来。结果是，实验中的老鼠很快就失去了

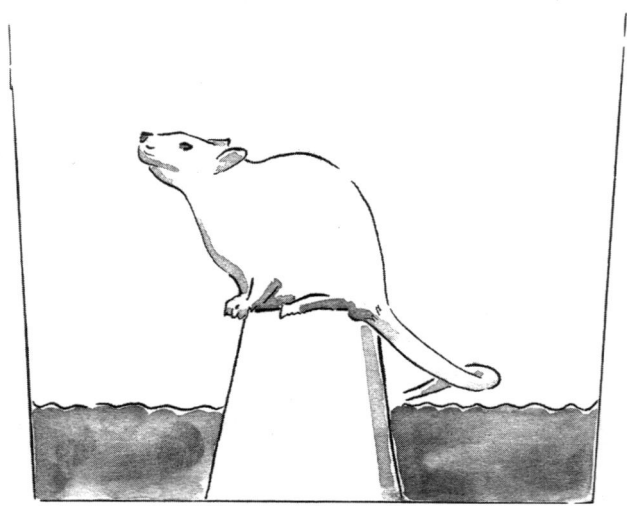

图 1　老鼠蹲在倒扣的花盆顶上

对体温的控制能力，体重减轻，皮肤出现损伤；几周内，它们全死光了。这一实验表明，睡眠对于体温调节和整体健康十分重要（比如，缺乏睡眠最终会导致死亡）；不过

实验结论也饱受非议，因为老鼠在实验中承受着巨大的压力。[4] 正如你能想象到的，某些批评只是抨击实验过程的残忍，显然在当代，这样的实验难以被道德委员会接受；而某些批评则有其科学意义。仔细思考一下这项实验，你很快就会意识到，这些不幸的小动物死于非命的原因其实并不那么明确。真的是因为睡眠不足？还是因为环境带来的巨大压力引发了健康问题？后续的小鼠实验试图回答这个问题，但目前还未得出能让怀疑论者满意的答案。[5]

以人类为标本的实验通常温和得多，除了长期（有时候长达 11 天以上！）的睡眠不足以外，参与者在其他方面得到精心照料，而且他们知道自己随时可以退出，所以基本不存在焦虑。尽管如此，这类实验仍表明，睡眠不足会导致应激激素皮质醇升高、体温略微下降以及免疫功能衰退。这意味着从物理层面上而言，睡眠对免疫响应和保持体温都有重要作用。实验的效果十分明显，但还远远不如声名狼藉的花盆实验中那些老鼠烈士的激烈表现。

不过，睡眠不足对人类精神的影响远大于物理影响。不用多说你也应该很清楚，要是得不到足够的睡眠，我们人类很容易觉得烦躁。这方面最极端的例子也许是兰迪·加德纳（Randy Gardner）的故事，在 1965 年的一项学校科研实验中，这位 17 岁的少年连续 11 夜不曾入睡（创下了当时的纪录）。最开始几天里，加德纳难以集中注意力，也难以重复简单的绕口令；到了第四天，他出现了记忆丧失和轻微的幻觉（例如把一盏街灯当成人）。一周后，他说话变得缓慢而含糊，到第九天和第十天，他出现了更显著的认知损伤——比如说，从100开始倒数，他数到65就停了下来，显然是因为他不记得自己正在干吗了。他还表现出偏执狂的迹象，说话变慢，也没有音调起伏。但是，以运动为基础的技能似乎没有受损。经受考验的第十天，加德纳在弹珠游戏中战胜了一位正常睡眠的访问者。虽然损失了大约90个小时的睡眠，但在实验结束后，加德纳只补偿性地多睡了大约11个小时，也没有表现出任何的长期损伤迹象（当时的实验对他的监控也许没有今天这么严密，不过我绝不推荐任何读者自行尝试这一实验）。[6]

我们更克制、更科学地对更大的人群做了实验，加德纳的案例佐证了睡眠不足在此类实验中表现出的多种影响。换句话说，睡眠不足会导致喜怒无常、幻觉、偏执、记忆力变差、专注力及决策力受损。这些功能都是由大脑控制的，所以实验结果表明，睡眠或者睡眠不足，对大脑功能的影响大于对身体的影响。考虑到正是大脑通过复杂而精巧的方式安排了睡眠以及睡眠期间的身体运动——绝不是简单地停止运动，这个结论其实并不出人意表。下面我们进一步讨论。

睡眠时的大脑

我们知道睡眠期间大脑处于活跃状态，因为科学家们花了不少时间来检测这种大脑活动。最普遍的检测方式是在头皮上贴高导电性的金属小片，这些电极能探测到附近脑细胞发出的微弱电信号（图2a）。在你醒着的时候，这些信号会持续产生微弱变化，表征该区域的大脑活动迹象。比如说，你看到了某些东西，贴在视觉区域附近的电极就会有响应；而如果你听到了声音，听觉区域同样会有响应，以此类推。

当你醒着的时候，大脑活动十分活跃，所以总体模式是大量的快速小响应，电极探测到的信号图看起来像是一根快速摆动的波浪线（图2b）。人们认为，这样的波形图意味着在同一时间有许多不同的信号传往四面八方，所以信号的总体趋势是互相抵消。想象一下，如果一片小湖泊中有十艘快艇朝着不同的方向行驶，偶尔近距离擦身而过，湖里的涟漪会是什么样子——比起一艘快艇朝某个固定方向行驶产生的波浪，十艘快艇荡起的涟漪显然凌乱得多。当你昏昏欲睡，合上眼睛，来自脑部的电信号速度就会变慢，波幅增大。当你渐渐入睡，信号速度的减缓越发明显——湖里的快艇少了几艘，干扰因素减少；而且剩下的快艇体积变大了，所以它们荡起的波浪更高了（图2c）。然后你睡得更熟了，我们知道这一点，因为电极上很快出现了一种新的电信号——睡眠梭形波。这种波形是小规模阵发性的频繁活动，通常来自脑部特定区域。想象一下，现在快艇上的孩子们开始跳进湖里，每次有人跳下去，就会荡起阵阵涟漪，然后涟漪归于平静，孩子们被捞回了船上（图 2d）。随着你走向睡乡深处，湖里的快艇越来越少，最后（当快艇激起的涟漪开始归于平静）你开始注意到，湖面上出现了巨浪，似乎水面下有尼斯湖怪兽正在翻腾；巨浪缓缓起伏，有规律地涌向湖岸。并不是你此前没注意到这些波浪——而是因为它们才刚刚出现。这些缓慢的大振幅波浪是深度睡眠的特征（图 2e）。它的出现

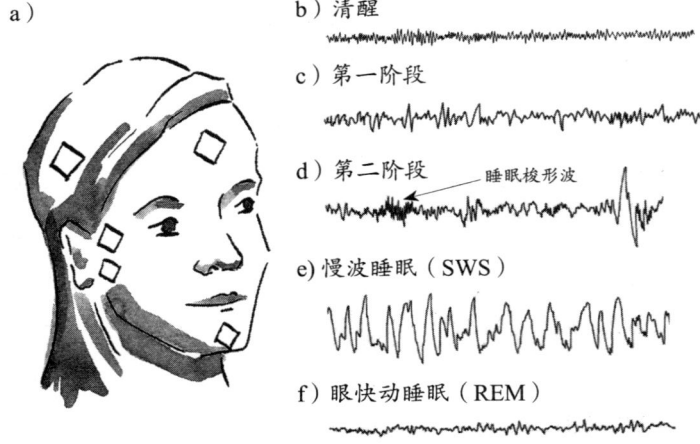

图 2　放置电极示意图（a），清醒时的脑电图（b），
睡眠越来越深但尚未进入眼快动睡眠：第一阶段（c），
第二阶段（d），慢波睡眠（e），最后是眼快动睡眠（f）

意味着大脑不再处理大量独立任务（湖里有很多快艇的情况），而是多区域通力合作，进入一种协调但缓慢的活动模式。

目前为止我描述的各个阶段都属于非眼快动睡眠，它们又分为几个阶段。你最初入睡的阶段（湖里的快艇只少了几艘，活动开始减缓）叫做第一阶段非眼快动睡眠。快艇继续减少，大脑活动看起夹像是孩子们开始跳进水里，在湖面各处荡起涟漪，这个阶段叫做第二阶段非眼快动睡眠。你开始注意到怪兽荡起的巨浪出现在水面上，这一阶段叫做慢波睡眠——有时候缩写为 SWS——它的名字来自脑电图上的大振幅慢速波动。

重要的是，整个晚上大脑在四个睡眠阶段中的循环不止一轮，而是周而复始，每个循环大约持续 90 分钟，而且 REM 和 SWS 的持续时间成反比。前半夜慢波睡眠的时间长，眼快动睡眠时间短，后半夜则相反。这意味着第一轮 90 分钟的睡眠循环中即使有 REM 阶段，时间也非常短——而在最后两轮睡眠循环中，SWS 阶段就变得很短暂，这时候以 REM 阶段为主。

这些活动范式都可以通过头皮上的电极测量出来。对脑电图的分析表明，在非眼快动睡眠阶段，虽然你的脉搏和体温略微下降，但到此刻为上，你的身体和清醒时相比并无太大变化。但是，眼快动睡眠（经常简称为 REM）的情况又如何呢？这一睡眠阶段通常紧跟着慢波睡眠，虽然 REM 阶段的睡眠很深（而且我们情绪丰富、离奇古怪的梦境大部分都发生在这一阶段），但大脑活动却有些出人意表。REM 阶段中，海底怪兽不再兴风作浪，于是我们看到快艇又回来了——几乎和最开始入睡时一样多。简单地说，REM 阶段的脑部电信号和我们昏昏欲睡却尚未入眠时很相似，看起来像是五六艘大型快艇在湖面上懒洋洋地漂着（图 2f）。不过故事还没完呢，眼快动睡眠之所以得名，是因为这个阶段中你的眼球会快速运动，当然，通常情况下眼睑是合着的。眼球是全身上下唯一能动的部位，因为这时候其他所有骨骼肌都进入了麻痹状态（所以那些可怜的老鼠一进入 REM 阶段就会掉下花盆）。

睡眠阶段的复杂舞步如何影响记忆、情绪和决策？睡眠不足为何会摧毁这些系统？下面几章中我将解答所有问题，但是现在，我们先来看看睡眠如何影响记忆。

我们知道，睡眠不足几天后，兰迪·加德纳的记忆出现了问题，所以缺乏睡眠显然对记忆有负面影响。与此相关的是，大量科研文献记录了睡眠后记忆力提高的案例。最佳案例是弹钢琴或者骑自行车之类的活动：也就是无须太多思考、知其然而不必知其所以然的以运动为基础的技能。这类技能在一夜睡眠后有所提升，有时候效果惊人。

这里有一个类似弹钢琴的好例子，让受试者在一分钟内以特定的顺序按键，看能按多少个循环。想象一下，如果从小指到食指进行编号（图 3），每根指头负责一个键，那么按键顺序是 4-1-3-2-4。白天受试者开始练习，他们的速度越来越快，最后趋于稳定。然后，在 12 小时

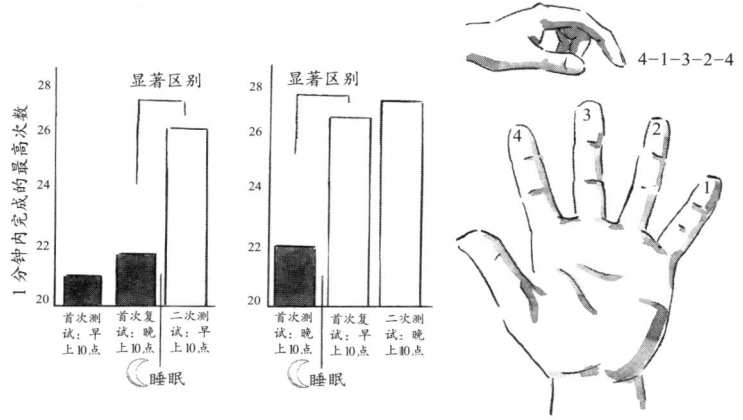

图 3　睡了一夜之后，按键速度比原来快

后再次测试。如果这 12 个小时里受试者一直处于清醒状态，那么他们的表现不会有太大变化；但如果这 12 个小时里睡了一觉，大部分受试者的速度会大大加快，弹出的循环次数最多可比前一夜增加 20%。[7]

执行这项实验的是伯克利的马特·沃克（Matt Walker），这位谨慎的科学家起初认为，白天受试者提高不明显也许是因为白天我们总是会用手（和手指）完成各种复杂工作，这些活动可能会以某种方式干扰我们对"4-1-3-2-4"的记忆。他让受试者在两次测试之间戴上连指

手套以验证这一想法，但实验结果毫无变化，所以干扰假说无法成立。看起来似乎是睡眠对这种记忆的强化有重要作用。

睡眠影响的不光是以运动为基础的技能（如果睡眠只有这么一点影响，你可能压根就不会阅读本书），而是所有类型的记忆——不过影响的方式不一定是简单的强化。如果我给你看一张词组表，比如说：猫—球，树—篱，箱子—打，然后马上让你完整复述一遍；12个小时后，如果再让你复述，你很可能发现某些词组你已经忘掉了。如果这12个小时里你睡过一觉，那你可能还是会忘掉一些词，但程度没那么严重。因此，睡眠似乎能够保护这类记忆，以某种方式延缓遗忘的速度，让你忘得没有清醒时那么快。

在背诵实验中，"睡眠可能只是减少了白天的干扰"，这个假设比在按键实验中更有分量。稍微修改一下背诵实验，让受试者躺在床上休息，但不得阅读、交谈或是看电影，结果表明，这类未入睡的休息也能起到类似效果的保护作用。

无论如何，研究睡眠与记忆的学者怀疑，睡眠的作用不仅是简单地减少干扰。毕竟，记忆是件复杂的事儿。在真实的生活中，一心只想记住某串词组的情况很罕见，大部分时间里我们运用记忆力的方式要复杂得多。我们拥有一系列常识概念，或者说想法框架，然后利用这些框架理顺与之相关的独立事实。比如说，我们知道生日宴会的含义，宴会上一般有蛋糕。我们可能还知道甜菜是什么东西，我们有个朋友去年举行过生日宴，她超爱这种紫色蔬菜。综合到一起，这两条信息可能会帮我们记住，她生日宴会上的蛋糕是甜菜做的。如果我们不知道生日和甜菜的基本概念，那个生日蛋糕的特点对我们来说就毫无意义，因此很难被记住。对于这类潜意识知识的产生及整合、完善，睡眠扮演着重要的角色，支持这一设想的证据正在稳定增长。

小　结

本章导语定义了睡眠并介绍了睡眠在动物界的普遍性。我们了解了睡眠期间的大脑功能，简要介绍了睡眠不足的负面影响并讨论了睡眠对于巩固记忆的作用。在第二章中，我们将深入了解睡眠不足对大脑的影响并解释缺乏睡眠为何会导致感觉迟钝、决策力受损、情绪低沉、记性差甚至道德准则变动。

2
我们如何知道
睡眠对大脑是重要的？

睡眠不足时脑部有许多区域受到抑制，这意味着我们的感觉变得迟钝，失去创造性和横向思考能力，道德准则和决策力也会发生变化。睡眠不足还会扰乱学习能力，导致情绪全面低落。

你上一次彻夜不眠是什么时候？也许是通宵备考，也许是照顾宝宝，也许只是焦虑让你无法入睡，又也许你患有失眠症，早已习惯了彻夜无眠。那时候你感觉怎么样？恐怕不太美妙。不过，第二天你能照常生活吗？

睡眠不足给大脑带来的影响类似饮酒

一般而言，一夜无眠后人们会发现自己能够相对正常地做大多数事情，包括你不太喜欢的那些事儿。大部分运动能力未受损伤，同样未受损伤的还有智商测试、阅读理解能力、逻辑推演及批判性推理能力。不过，别被这些测试骗了，睡眠不足仍会带来巨大（而且常常是危险的）损失，表现最明显的是开车之类的日常任务。实际上，驾驶是个极佳的案例，因为在开车的过程中，你必须保持警觉、集中注意力。驾驶的过程漫长而枯燥，但一旦有突发情况，你需要立即作出反应。想想看吧，你在一条笔直的路上飞驰，无须减速也不必转弯，直到某个人突然从前面蹦出来。哪怕轻微的疲惫都会减缓你的反应速度，这意味着你踩刹车的速度会比你希望的慢上些许。更严重的疲惫则会加剧注意力涣散的程度，这意味着你甚至有可能来不及发现对面那辆车——有时候会引发可怕的后果。

从很多方面来说，睡眠不足给大脑带来的影响类似饮酒。对于需要手眼协调的任务，每清醒一小时带来的损害约等于血液中多了 0.004% 的酒精。这意味着对大脑而言，在清醒状态下每过五小时基本等同于喝下了 1 个标准单位的酒精饮料（约含 10 克酒精）。如果超过 20 个小时不睡觉，你的行为表现相当于饮酒超过美国的醉驾标准（血液酒精浓度 0.08%）。我们的公路两边警示睡眠不足的标志牌越来越多，正是因为科研人员研究了睡眠不足对大脑的影响。让人高兴的是，尽管睡眠不足如此危险，但它对警觉性和注意力的负面影响可以靠咖啡因彻底消除——咖啡上瘾者有福了！所以要应付这种情况，只要喝一杯双份的浓缩咖啡，然后等待 20 分钟让它起效以后再重新上路就好。

奇怪的是，与年长者相比，睡眠不足对年轻人的影响似乎更大；不是因为年轻人睡得更少，而是因为他们对睡眠损失置之不理。看起来似乎是更年长、更睿智的那些人发展出了某些策略来对付这类问题，借以自保。这一点可以作为有力的论据，用以反对向过于年轻的人发放驾驶执照。然而，由于我们这些成年人不愿意总是给孩子们当出租车司机，所以大多数情况下没人愿意这么做。

睡眠不足影响的不光是开车这一类的枯燥活动。有足够的证据表明，过度疲劳时你对世界的基本知觉同样会发生微妙的变化。首先，你分辨气味（是玫瑰还是薰衣草？）的能力会减弱，尝不出酸味的概率变大，你的听力（听不出两个音调哪个在前，哪个在后）和视力（似乎会对右手视野里的事物投以更多注意力）也会出现小问题。

那么，睡眠不足是如何引发这些损伤的呢？要对这个问题刨根究底，方法之一是分别在充分休息和十分疲惫的状态下做同样的工作，然后比较两种状态下的大脑活动。采取这种方法的研究结果表明，缺乏睡眠的情况下，大脑中负责保持注意力的一系列区域（前额叶皮质、丘脑、基底核和小脑，见图4）给出的响应信号大幅降低。重要的是，这些区域活动降低的程度与你的疲惫程度直接

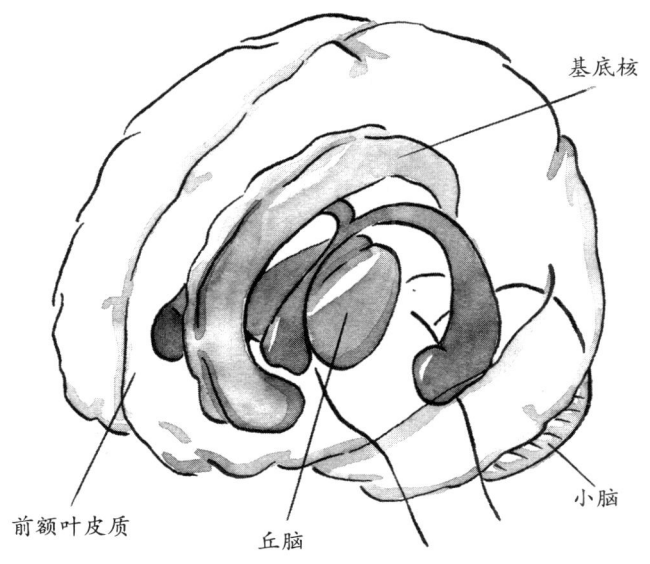

图4　缺乏睡眠时活动减弱的脑区域

相关，也与你的认知受损程度直接相关。总而言之，这意味着通过五感记录外部世界的脑系统被削弱了，因为在睡眠不足的情况下，你对这些输入信号的关注度不够。而视野之所以会偏向右边，与大脑视觉处理区域活动减弱有关，所以这种视力损伤同样是因为注意力转移。

睡眠不足是如何影响思考活动的？

我们再来看看真正的思考活动是否受到影响，睡眠不足时，似乎只有那些最复杂的任务——需要创造力、横向思维、创新和灵活性（比如说，在两种准则之间来回切换的能力，例如为了获取某种奖励，到底应该向左转还是向右转）的任务——会受损。睡眠不足的人原创的想法较少，而且倾向于固守旧有策略，尽管这些老策略可能已经不再有效。所有这类活动靠的是大脑最前端的区域——前额叶皮质，我们已经知道睡眠不足时该区域活动减弱，所以这个问题得到了部分解释。让人惊讶的是，需要逻辑推演能力的高水平活动（例如智商测试和批判性推理）哪怕在经历两个不眠之夜后仍能基本正常地进行。这个发现表明，这类任务对前额叶皮质的依赖程度实际上低于前面那几种。[1]

睡眠不足引发的横向思维及灵活性受损似乎会导致一些异常的决策活动。比如说，睡眠不足时人类倾向于冒更大的风险。对大脑响应的研究表明，这类冒险决策与负责奖励的脑区域（比如说，吃巧克力或做爱时该区域会活跃起来）发出的异常强响应有关，同时事情出错（例如疼痛或者失去某些重要的东西）的负面后果不会激发大脑本应产生的惩罚反应。睡眠不足似乎还会削弱道德判断，因为这种情况下人们反应更慢而且更可能做出正常情况下违背自身道德准则的决定。总而言之，这种脑活动模式表明，睡眠不足时大脑负责奖惩的系统会暂时性失衡。有趣的是，这种失衡类似那些总是面临巨大风险的人（例如定点跳伞运动员、极限滑雪运动员等——见第 9 章）的活动模式。

咖啡也许能帮助你集中注意力、提高警觉性，但与疲劳有关的另一些问题却没法靠咖啡因来解决，例如精神方面的和道德判断方面的。这不光是咖啡成瘾者的坏消息，还意味着此类活动的神经基础不同于咖啡因能够有效激励的那些能力，例如注意力和警觉性。

睡眠不足会扭曲人的情绪

比上面这些问题更严重的是，睡眠不足会扭曲你的情绪，大部分人听到这个消息大概不会感到惊讶。回想一下，最近一次彻夜不眠后，第二天你或许还能如常生活，但你恐怕不太可能觉得心情特别愉快、世界充满喜悦。你对世界的看法会比平常负面，因为你的情绪低落，而情绪低落是过度疲劳的常见后果。更重要的是，你面对的不光是情绪低落，常常还伴有积极的想法和行动减少、对冲动的控制减弱、自我评价下降、共情能力降低以及情商全面下降。人们缺乏睡眠时比休息充分时更容易沮丧、缺乏容忍和谅解、缺少爱心以及自恋。所有这些东西加起来，他们在情绪障碍临床量表上的得分会发生变化，原本完全正常的人可能会超过界限，进入临床相关区域。所以，如果在这一天接受测试，他们可能会被归入抑郁甚至精神疾病的范畴。[2] 这些问题中的一部分也许可以简单地归咎于精力水平偏低，但是有证据表明，疲劳也会让我们对世界的看法变得更负面。我们更可能从完全中性的脸部表情中解读出负面信息，对幽默的欣赏力也会变弱。为什么会出现这种情况，原因我们尚不清楚。一系列研究表明，额叶内有一片特定区域负责过滤负面感觉，缺乏睡眠会损害该区域，于是大脑中负责响应负面信息的区域（例如杏仁体）就会变得过度兴奋。

睡眠不足会削弱学习能力，学生和学龄儿童的家长对此深有体会。神经影像学研究表明，如果学习同样的信息，与睡眠正常的受试者相比，一夜未眠的受试者海马体（大脑中负责学习新信息的关键区域）活跃度大幅降低。[3] 海马体的不活跃会导致记忆力变差，因为你试图学习的信息并未正确地刻入神经回路。有趣的是，这种疲劳导致的学习损伤似乎不会影响你对负面信息的记忆。如果向睡眠不足的人出示一张单子，里面有极度负面的词语（谋杀、强奸、死亡）、非常正面的词语（美丽、爱、快乐）和相当中性的词语（椅子、植物、建筑），睡眠不足者记忆负面词语的能力和休息充分时差不多，但他们却倾向于忘掉那些正面和中性的词儿。[4]为什么会这样，原因尚不清楚，但是我们知道，在演化环境中，负面信息常常很重要（你肯定不想再次吃下有毒的浆果……），所以可能是大脑动用了额外的资源来确保你记住这类信息，哪怕你累得像条狗。脑部影像数据表明，在睡眠不足状态下，人类学习负面信息（该实验用的是图片）时会额外动用脑部许多区域，学习中性或正面信息时却不会，佐证了我们的这一观点。

要避开危险（和有毒的浆果），对负面信息的强调也许是件好事儿；不过从心理学的角度来看实在有点不幸，因为这意味着你对负面内容的记忆强过其他所有东西。再加上疲惫时人总是从悲观的角度看待事物，可能就是这类因素导致了睡眠不足的人情绪变坏。

小　结

本章列出了睡眠不足引发的各种精神活动损伤，借此阐述了睡眠对大脑的重要性。睡眠不足时脑部有许多区域受到抑制，这意味着我们的感觉变得迟钝，失去创造性和横向思考能力，道德准则和决策力也会发生变化。睡眠不足还会扰乱学习能力，导致情绪全面低落。接下来的章节中我们还会更详细地讨论这些主题：第 8 章主要讨论睡眠对于横向思维和创新的重要性，第 9 章和第 10 章主要讨论睡眠对情绪活动的影响。

3
构建大脑的积木

Building Blocks of the Brain

这是本书最具技术性的一章。我
们解释了脑细胞储存信息、互相通讯的
基本原理，介绍了神经细胞的电荷本质，
解释了细胞膜上对电压敏感的小门的开
关如何导致细胞产生动作电位。

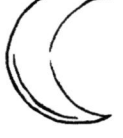

从表面上看，大脑似乎只是一团粉灰色的胶状物，但实际上，大脑的构造复杂而精妙。科学家们对大脑进行了仔细解剖，发现它具有多层结构，颜色深浅各异，也就是我们所说的大脑灰质、神经细胞（或神经元）和大脑白质（外覆脂肪的长系带，连接在细胞之间）。你可以把神经细胞看作大脑里活跃的一线操作工，而细胞之间的系带只负责以最快的速度传递信息。

要想再进一步研究，大概就得把这团倒霉的粉灰色果冻换个方向切开，很快我们就发现，同样是灰质和白质，但大脑不同区域内它们的结构各不相同。因为大脑各区域内神经细胞的类型、各类型所占比例以及微观结构（或者说细胞的组织形式）都不一样。某些区域（例如大脑底部的一大块——小脑）的细胞排列十分整齐，在显微镜下看起来几乎就像是晶体。而另一些区域的细胞排列则杂乱无章。大脑皮质（大脑表面皱巴巴的那层结构）大部分区域的细胞分为几层，每层排列方式各不相同，有的细胞层负责输入信息，而其他细胞层似乎更侧重于输出。如果"输入"和"输出"这些词儿让你想到了计算机，那你想的没错——大脑就像一台复杂的大型计算机，输入、输出以及二者之间的处理过程都井井有条。

我们将在第 6 章详细讨论大脑的整体解剖结构——包

括各区域和结构具体负责哪些功能。在此之前，在本章中我们先近距离观察一下脑细胞（神经元），它是构建思想的积木；我们还会解释脑细胞如何利用电荷完成通讯，它们互动方式的微妙变化又是如何提供记忆的物理基础的。

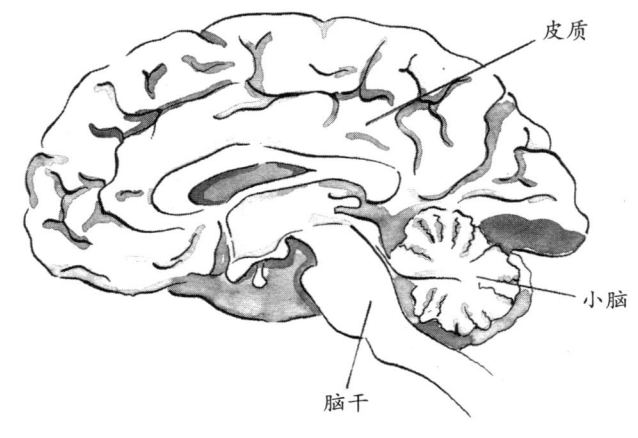

图 5　大脑横截面

脑细胞

那么，是什么基本单元构成了这些黏糊糊的个人计算机？是各种各样的脑细胞。不过在起步阶段，我们还是先把问题简化一下，不妨认为这些细胞都拥有相同的结构（图 6）。脑细胞由细胞体、大量树枝状凸起（通常叫做树突）和长长的轴突组成。细胞体包含着细胞核和细胞的大部分质量，树突负责接收其他细胞传来的信号，而轴突伸向其他细胞甚至脑部其他区域，所以信号通过轴突完成中继。正是这些外覆脂肪的长轴突构成了大脑白质，而脂肪含量较少的细胞体则构成灰质。

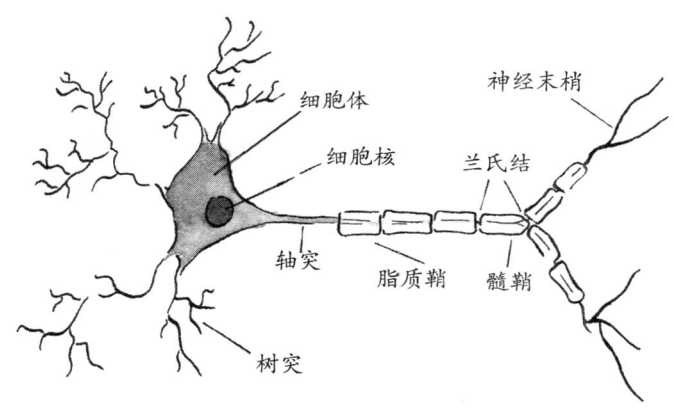

图6 脑细胞

要理解神经细胞为何特殊，我们需要先了解它们如何完成通讯，这一过程取决于细胞内外的电荷。神经细胞内带有负电荷，主要是因为它里面充满了带负电的蛋白质，而且这些蛋白质无处逃逸。从另一个方面来说，细胞外的含盐液体带正电荷，因为液体里有很多带正电的粒子，例如钠离子（Na+）。

玩一玩磁铁你就会知道，极性会带来引力和斥力。带相同电荷的粒子会互斥（正电荷排斥正电荷，负电荷排斥负电荷），带相反电荷的粒子会相互吸引。神经细胞受到这种力（或者说静电压力），因为其内部带负电，外部带正电。细胞内外的电荷差别叫做膜电位。膜电位同时作用于细胞内的蛋白质和细胞外的钠离子，从理论上说，带负电的蛋白质倾向于向细胞外运动，而带正电的钠离子运动方向则相反。问题在于，细胞不活跃时这两种粒子都无法运动，因为它们无法穿过细胞膜。但是，细胞膜上有很多小门，这些门大部分时间都关得紧紧的，但是一旦门被打开，粒子就能顺利通过。

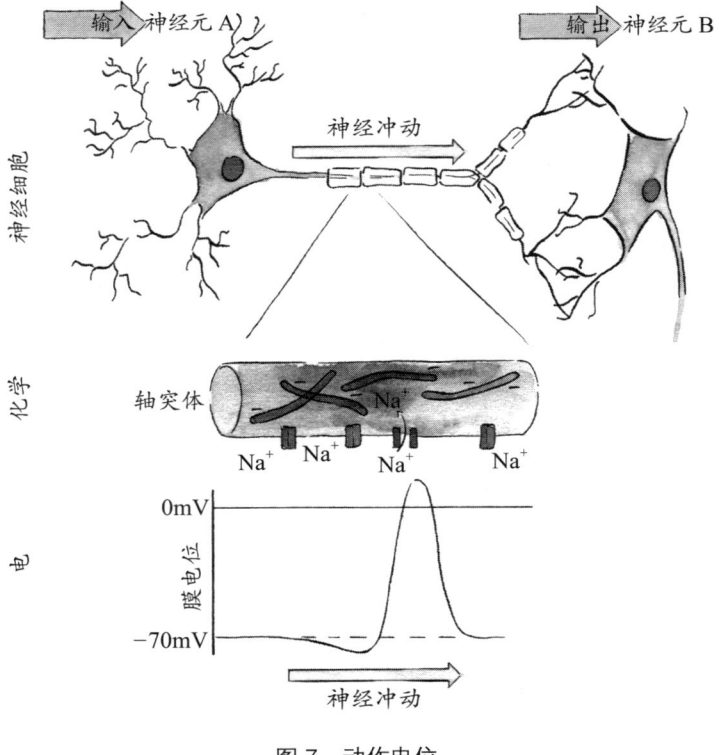

图 7　动作电位

带电粒子穿过细胞膜，电势降低，膜电位也随之降低。如果膜电位下降到一定程度，过滤钠离子的门就会轰然打开，数百万个钠离子涌入细胞，进一步降低电势差。这种膜电位的快速变化叫做动作电位。动作电位让神经细胞得以完成远距离通讯，因为在细胞膜上任意给定点发生的电位变化都会导致下一个点（相邻点）的钠过滤门打开，以此类推，电位变化就会传遍整个细胞。

轴突外通常紧裹着一层脂质组织，所以哪怕细胞膜上的门打开了，离子也无法进出细胞。在这种情况下，离子交换只能在轴突的特定位置（或者说"兰氏结"）发生，这些地方没被脂肪包裹起来。这一点很重要，因为它使得动作电位能够沿着细胞迅速传递，从一个兰氏结"跳"到另一个兰氏结。

动作电位的出现迅速而短暂，因为离子快速通过细胞膜实际上会导致细胞内的电位略高于细胞外。这种情况下，钠过滤门再次关闭，在细胞膜上的小泵让细胞内外的电势差回复到初始水平之前，它不会重新开放。动作电位结束，细胞回到不活跃状态（或者说不应期），直至膜电位回归初始水平。也许正因为有这种不应期的存在，我们才会把动作电位的产生比作"开火"——膜电位的建立需要时间，电位迅速变化（动作电位）后，短时间内细胞无法再次"开火"。

神经元之间的通讯

神经元一对一通讯靠的是突触，两个不同细胞的细胞膜在这里近距离接触。接收方的突触上通常有专门的受体，能够束缚突触间隙中飘来的分子；而输出方则用小囊，或者说囊泡，将特殊的化学物（神经递质）封装起来，这些神经递质能被对方受体接收。电脉冲到达突触输出方时会让囊泡兴奋起来——它们贴在细胞膜上，将内部的化学物释放到充满液体的突触间隙中，于是神经递质扩散到液体里，迅速抵达目标细胞（突触另一端的神经细胞）带有受体的细胞膜外层。神经递质和受体的关系就像是钥匙和锁，而且还有电产生的力让它们以正确的结构紧紧贴到一起。一旦神经递质接触到对应的受体，它就会被吸引过去，紧贴在上面，连锁激发周围的细胞膜。如果该神经递质是兴奋性的，离子门就会打开，钠离子很可能会进入细胞，最终导致动作电位。而如果神经递质是抑制性的，造成的后果则相反，细胞内外电势差增大，动作电位发生的概率减小。

有一点很重要，一般情况下，如果只有一两个神经介质贴到细胞上，那么还不足以激发剧烈反应。被这些化学信使贴住的神经细胞可以看作一台整合机：大部分细胞会接收到来自成千上万个源头的输出信号，但只有那些足以激发动作电位的强信号才会被传递出去。这里的关键在

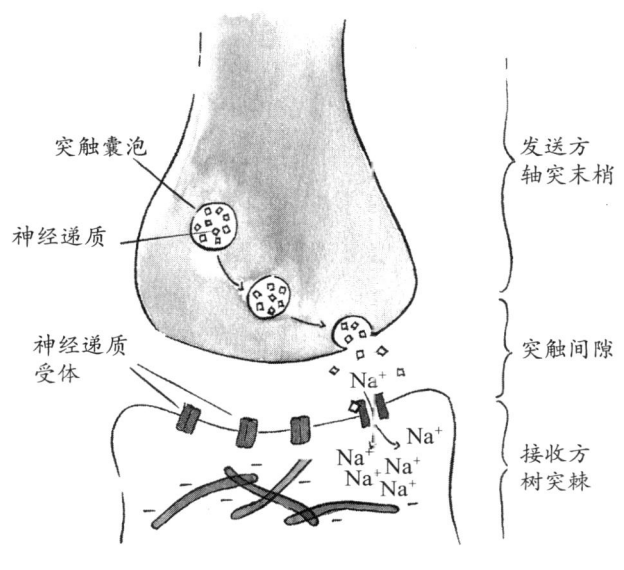

图 8　突触

于，对于给定细胞而言，并不是所有输入信号都能产生同样程度的影响。有的输入信号可能很强，在极端情况下，甚至只需一个突触就足以诱发接收细胞"开火"；而其他输入信号可能非常弱，需要成千上万个这样的弱信号才能诱发同样的响应。而且，其他输入信号可能是抑制性的，它会抵消掉兴奋性的信号，从而降低神经细胞开火的可能性。

　　神经细胞持续不断地整合各种输入信号，只有刺激水平的总和达到一定程度，细胞才会兴奋，这意味着它是一台极度敏感的整合机。再考虑到各种输入信号的强度会随着时间或学习而发生变化，那么你也许就会开始理解这台复杂的神经计算机——我们的大脑——到底是如何运作的。神经细胞整合、传递信息，但各输入信号的重要性和被传递的可能性会随环境而改变。

事实上，各输入信号强度的变化就是记忆的生理基础。而且，不同的神经细胞负责传递不同类型的信息，它们之间的联系表现为联想——比如说，一张脸孔与一个名字之间的联系，或是糖果包装纸与巧克力的味道之间的联系。如果你能意识到这一点，上述说法就更有道理了。当然，要建立这样的记忆需要的不光是两个神经细胞，还需要适用于所有神经元的突触强化的基本原理。

突触可塑性

如何才能改变某个输入信号的强度？其实只是接收细胞对这类输入变得更敏感了。这就好像某个朋友突然在你心中变得重要起来，你就会对他的声音更为敏感——比如说，如果你突然发现自己十分倾慕他或是她。在这种情况下，来自这位朋友的输入信号在你这里的重要程度提高了两三倍，于是你做出响应的几率也提高了两三倍。与此同时，来自其他人——比如说你的前男（女）友或是其他没那么迷人的朋友——的输入信号可能就会变得毫无特点，引发你响应的概率变低。你对不同的朋友给出的响应，程度是可变的，或者说"可塑的"。如果你是一个神经细胞，我们就会把这种灵活性称为"神经可塑性"，或者说，对于任意给定的输入来源，你做出响应的可能性是可变的。当然，比喻到此为止，因为细胞既没有朋友，也不会互相倾慕。

那么，是什么让我们的脑细胞坐直了身子，对另一个脑细胞投以特别的关注？有一句绕口令可以回答这个问题："一起开过火的神经细胞就绑到了一起。"换句话说，如果某个神经细胞从某个特定来源处接收到信息后活跃起来"开火"，那么以后该源头的信息重要性就会强化，下次它收到同样来源的信息后也更可能"开火"。打个比方，某个朋友提出的建议你曾经采纳过，那下次你就更愿意听他的话。如果来自另一细胞的输入信号对某细胞的影响力增强了，我们就说这两个细胞之间的联系增强了。这种类型的强化可能是暂时性的，但也可能是半永久性的。如果是后面这种情况，我们称之为长期增强，它也是记忆的神经学基础。

我们再进一步来看。想象一下，你有10位朋友，每位朋友对你的影响力是相同的。你至少需要两位朋友的正面激励才会采取行动，所以我们说你的阈值是2。有一天你碰上了一个棘手的问题，有6位朋友给出了建议：4个人激励你采取行动，2个人反对。整合这些不同的输入，最后你得到2个正面信号——达到了阈值，于是你采取了行动。

　　如果你是一个神经细胞，根据"一起开过火的神经细胞就绑到了一起"的准则，现在我们可以认为你和这些朋友（他们相当于其他神经细胞）之间的联系强度发生了变化。确切地说，那些曾被你采纳过建议的朋友，你与他们之间的联系会强化，所以未来他们对你的影响力会增强。换句话说，你记得自己曾经采纳过他们的建议，所以未来你会倾向于对他们的建议投以更多关注。随着时间过去，你不断经历着"听取建议—决策—修正联系强度"的循环，最后你可能会特别依赖某些朋友，而其他人对你几乎毫无影响。这时候我们会说你与这些有影响力的朋友之间的联系非常强，而对于神经细胞而言，就是形成了非常强的信道，或者说突触。

　　这里有一个重要的限制，对神经细胞而言，通常情况下，只有输入信号（建议）和输出信号（决策）同时发生，联系强度才会变化。神经细胞没法记住某人的建议然后过一周才采取行动，它们只能在某个给定时刻即时整合输入，虽然这些信号的影响在彻底消失之前可能会持续短短数息时间（而且请记住，这种输入信号的产生实际上是因为电荷的流入或流出改变了整体膜电位）。此外，如果神经细胞的行动阈值是 2，那么要让它"开火"，整合结果为 2 的所有输入必须同时到来，而不是陆续到来。这意味着你的朋友们需要同时给出建议，所以在这里，大喊大叫可能不是最佳的交流方式。

用生理学术语来说，这意味着你的受体需要同时接收到来自两个不同输入细胞的兴奋性神经递质。然后你的细胞膜上会有两套门打开，容许两组大量带电粒子（可能是钠离子）流入。如果你的行动阈值是 2，那么这些钠离子的运动会改变你的膜电位，足以确保你产生动作电位（"开火"）。

小　结

这是本书最具技术性的一章。我们解释了脑细胞储存信息、互相通讯的基本原理，介绍了神经细胞的电荷本质，解释了细胞膜上对电压敏感的小门的开关如何导致细胞产生动作电位。我们还讨论了电势的变化如何沿着神经传播，神经细胞如何靠着在突触处释放神经递质来通讯。最重要的是，我们介绍了某个神经细胞对另一细胞的影响发生变化的过程，也就是突触可塑性，它提供了记忆的物理基础。要理解本书后面的内容，必须先了解这些基本信息。这些信息对于第 4 章而言尤其重要，因为在第 4 章里，我们将讨论大脑里控制睡眠的系统，该部分内容大量涉及神经递质、突触、动作电位等概念。

4
大脑如何控制睡眠
How the Brain Controls Sleep

　　神经递质控制着神经细胞的互动，
记忆的巩固发生在睡眠期间，而与此同
时，这些强大的小化学物复杂多变的舞
步一定会影响巩固的过程。

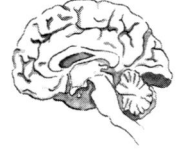

　　吞下摇头丸一定会让你身体的反应强烈而迅速，因为药物很快进入了你的血液。但那颗小药片到底对你的大脑做了什么？为什么它会让你的感觉发生这么大的变化？

　　精神类药物起效的方式是干扰大脑天然的通讯系统。无论是娱乐性的毒品（例如摇头丸、可卡因和大麻）还是临床药物（例如用于治疗抑郁、失眠、焦虑和精神分裂的药物），原理都一样。这些化学物质能够轻而易举地干扰大脑通讯，因为大脑传递信息的基础介质正是化学物。信息的传递是靠信使化学物（又叫神经递质）的运动，它们在细胞外的空间里扩散，有时候会贴到神经细胞上，导致细胞兴奋或是被抑制。这些化学物原本待在自己该待的地方，然后奔向正确的细胞，最后贴住目标，这是一个十分精密的过程。精神类药物会以各种方式干扰这一过程，这意味着你的大脑或身体想发出的信息会被扰乱。比如说，它们能伪装成神经递质贴在受体上，这里本应是某种特定神经递质的岗位，于是真正的神经递质就没法正常传递信息。这些药物还能让囊泡内存储的神经递质提前释放，或是阻止已经释放出来的神经递质被受体捕获，于是突触间隙内的神经递质无法以正常的速度被神经细胞吸收，导致这些神经递质富集到异常的高水平。

　　重要的是，神经递质有许多不同的类型，而且它们的任务各不相同。有的会引发神经细胞兴奋，打开细胞膜上的小通道，让带正电的钠离子冲进细胞，推动细胞达到阈值，引发动作电位；而有的效果却刚好相反，它们会降低细胞"开火"的概率。每种神经递质只对特定的神经细胞起效，这些靶细胞的受体是专为它量身定制的（记住锁和钥匙的比喻）。所以一种化学物可能遍布整个大脑，但它只对特定脑结构中的特定细胞起效——这意味着它行动的目标性很强。

和人一样，脑细胞有时候会一对一通讯，不过有时候，它们也需要向大众公开自己的观点。从第3章里你知道了一对一通讯靠突触完成，两个细胞的外层细胞膜靠得很紧，神经递质在两个细胞之间扩散。如果神经细胞希望向更广泛的听众发送广播，它们就会绕开突触。神经递质从细胞的其他部位释放出去，扩散到大脑中更广泛的区域。打个比方，两种方式的区别就像是广播和电话，前者面向大范围听众，后者用于私人通话。以大范围广播的方式传递的神经递质通常被叫做神经调质，因为它能控制所有神经细胞的化学状态，影响它们的活动，促进或抑制它们对其他刺激的响应。神经调质被释放出来后能停留很长时间（最长可达20分钟），并且能够扩散到脑部大片区域。

那么，我们说的这些和睡眠又有什么关系呢？如果你吃过安眠药，听到这个消息大概就不会大惊小怪：我们入睡和苏醒是一系列神经递质联合行动的结果。那些最常见的神经递质如何促成我们的入睡和苏醒？简单说是这样的：乙酰胆碱是大脑中最常见的神经递质之一，也是帮助你保持清醒的主力队员。乙酰胆碱是大脑觉醒系统最重要的神经递质，负责将信号从脑干送往其他大部分脑区域。觉醒系统活跃时会不断刺激大脑，一边敲门一边喊："醒醒！"从另一个方面来说，γ-氨基丁酸（GABA）则是一种抑制性的神经递质。它的主要作用是关掉"电源"，或者至少是抑制响应。GABA是促成睡眠的主力，因为它会抵消觉醒系统发出的警告信号。这一点在海豚之类两个大脑半球轮流睡觉的动物身上尤其明显。血清素大名鼎鼎，因为它与抑郁有关，同时也因为它与摇头丸（摇头丸会间接提升血清素水平，引发暂时性的快感）之类的娱乐性毒品暧昧不清。血清素对睡眠也很重要，因为它会部分抑制乙酰胆碱的作用，从而导致你入睡。不过有点矛盾的是，特定情况下血清素却会促进失眠，而且你醒来时血清素浓度处于最高水平。

简而言之，这就是化学物控制睡眠的基本过程，不过当然，现实情况比这复杂得多。与睡眠有关的还有多种化学递质，它们的不同组合带来不同阶段的睡眠。要更深入地解释这个问题，我们来看几个早期病理学案例，这些案例帮助我们初步了解了大脑是如何调节睡眠与苏醒的。

调节睡眠与苏醒的大脑系统

20 世纪 20 年代，一种奇怪的疾病席卷了北美洲和欧洲。患者就是怎么都睡不够，很多人每天要睡 20 个小时以上，醒来的时间只够吃顿饭，随即又昏昏睡去。维也纳著名神经学家康特·冯埃科诺莫（Count von Economo）研究了这一现象，他写道："病人坐着、站着都会睡着，走路时也会睡着，甚至饭吃了一半、食物还在嘴里的时候都会沉沉睡去……如果去叫他们，他们会迅速而彻底地醒来，方向感明确，意识清醒……但很快他们又回到了睡梦中。"[1]

这种疾病顺理成章地被命名为嗜睡症，又叫埃科诺莫氏病（这是为了与非洲锥虫病区分开来，后者也常被叫做嗜睡症）。康特·冯埃科诺莫研究了这种疾病，最后他发现，这种嗜睡症与下丘脑后部的严重炎症有关。既然大脑该区域受损会导致这种断断续续的昏睡状态，于是冯埃科诺莫认为，这一区域对于保持清醒一定有重要作用。

后续研究表明，他的想法是正确的。负责激发和保持清醒的是觉醒系统，又叫上行网状激活系统（ARAS）。这套系统由脑干中的一系列神经中枢（神经细胞簇）组成，它们会利用乙酰胆碱及其他神经递质向大脑其他区域发送强唤醒信号（图 9）。这些信息需要穿过下丘脑后部，

在冯埃科诺莫研究的嗜睡症案例中，患者的这个部位受到

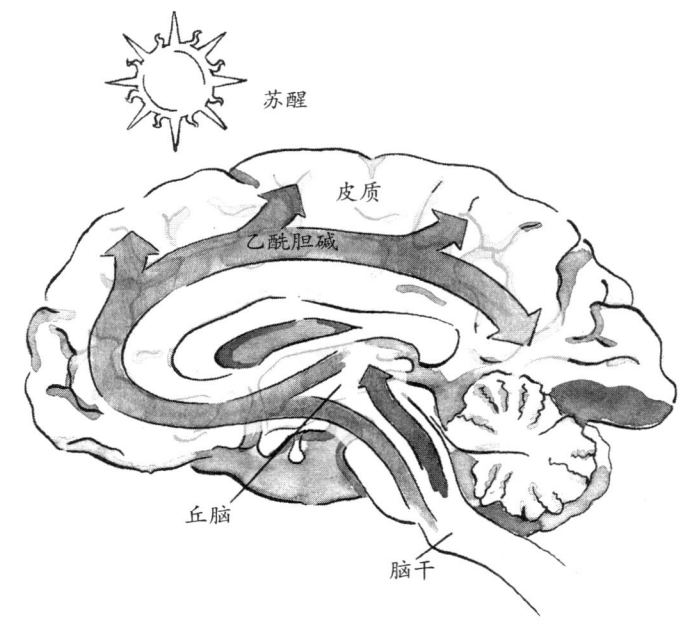

图9　上行网状激活系统（ARAS）

了损伤，这基本解释了患者为何长睡不醒。事实上，小鼠
实验证明，如果我们这些毛茸茸的朋友下丘脑后部受损，
它们也会陷入持续的昏睡。

　　总而言之，上述案例告诉我们，要保持大脑清醒，
ARAS 系统十分重要。而且，ARAS 系统有两条独立通路，
其中一条是直接通往皮质的一系列脑干核团，提供强唤醒
信号；另一条是通往丘脑的独立脑干核团，作用是促使
感觉信息抵达大脑皮质，实际上这些信息也是一种警告

信号。

　　不过，有趣的是，冯埃科诺莫的患者也有不嗜睡的。某些患者的问题刚好相反——他们严重失眠。患者去世后（一些患者最终病死），冯埃科诺莫对他们的大脑进行了详细检查，他发现，这部分患者受损的是大脑另一片区域——视前区。既然这片区域受损会导致失眠，于是他推测，该区域肯定对入睡有着重要意义，他又猜对了。更晚期的研究发现，如果老鼠该区域双侧受损，会导致它无法入睡。所以，要入睡并保持睡眠，视前区十分关键。

　　那么，视前区到底是如何促进睡眠的呢？该区域的神经细胞一直向下通往脑干，在脑干处与 ARAS（觉醒）系统的神经细胞发生通讯，干脆利落地将它们关掉，借此阻止觉醒信号传到大脑其他区域，让你能够入睡。视前区还会阻止脑干细胞传递声音之类可能吵醒你的外部刺激信号。该区域的神经细胞在非眼快动睡眠阶段最为活跃，在 REM 睡眠阶段，它们的活跃度降低，而当你醒来以后，它们的活跃度最低。

　　视前区促睡系统与 ARAS 觉醒系统之间的通讯并不是单方面的。ARAS 系统中也有神经细胞通往视前区，如果时机恰当，它们甚至能够关掉视前区的促睡系统。所以，这两套系统（促进觉醒的 ARAS 系统和促进睡眠的视前区）实际上是双向联系、彼此抑制的，具体见图10。你也许会注意到，二者中更活跃的那套系统会占据主动权，稳稳压住对方一头。这是睡眠—苏醒调节系统的核心特征，同时这也解释了我们半睡半醒的阶段为什么总是很短。我们要么睡着，要么醒着——这套系统的目标就是如此。

用工程学术语来说，这是一套"双稳态振荡系统"，因为它只有两个稳定状态，醒着或是睡着——中间态无法保持稳定。白天的劳累增加了睡眠压力，于是这套转换系统的平衡会慢慢变化，同时昼夜节律的缓慢变化也告诉你该睡觉了。两种力量综合起来，让你在睡眠与清醒之间快速切换。你可以把这套系统看作跷跷板——一头完全落地，另一头升到最高点的时候，系统最稳定（比如说，这

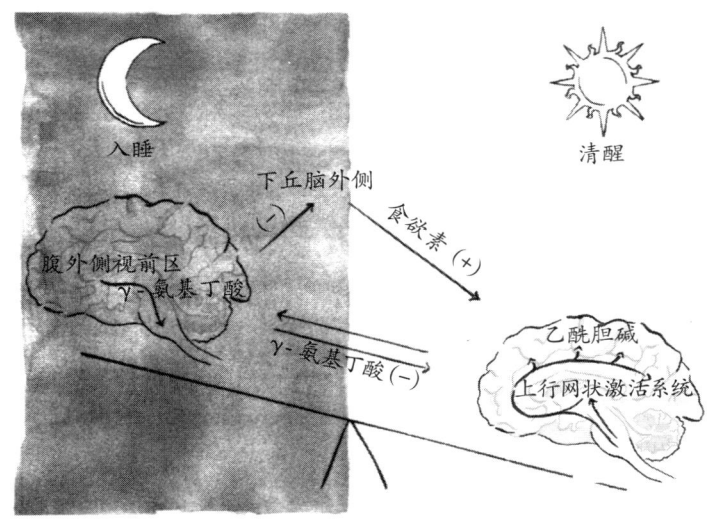

图 10　睡眠 / 清醒双稳态振荡

时候你醒着）；如果上翘的那头受到压力（比如睡意袭来而且／或者时间很晚了）慢慢下降，系统就会变得越来越不稳定，直至重新到达另一个稳态（入睡）。

当然，清醒／睡眠的快速切换有时候也不是什么好事儿。事实上，有一种很讨厌的病，名叫猝睡症，主要症状正是清醒与睡眠的切换过于迅速。大部分猝睡症患者脱个帽子的时间就能睡着，而且在突然兴奋或是受惊时特别容易发作（相当不符合直觉）。猝睡症患者不光会在开车或是听无聊讲座时睡着，他们也可能在大笑、和朋友玩耍、跑步或是讲故事的时候突然睡着。这种突如其来的睡眠还有一个可怕的特点，患者不是简单地入睡，而是直接进入眼快动睡眠，你应该还记得，该阶段的特征是身体肌肉麻痹。跑步或大笑时突然进入眼快动睡眠，这意味着你不但会立即失去意识，还会马上瘫倒。猝睡症患者真的会瘫倒在地，因为进入眼快动睡眠时，他们的身体肌肉彻底松弛。

为什么会发生这种情况？结果表明，猝睡症的病因是一种名为食欲素的神经递质出现异常。食欲素由下丘脑外侧产生，作用是保持睡眠—清醒双稳态振荡的稳定。这种神经递质会刺激 ARAS 系统，帮助我们保持清醒，促使整套振荡系统朝着清醒的那边倾斜。如果食欲素缺失或异常，系统就失去了它带来的额外稳定性，于是更容易倒向睡眠那边（正如猝睡症患者的症状）。

为什么猝睡症患者会直接进入眼快动睡眠？因为食欲素的作用不光是帮助我们保持清醒，它还显著抑制了一系列促进眼快动睡眠的神经细胞（促 REM 细胞）。所以，食欲素缺失意味着促 REM 细胞过度活跃，于是患者总是直接进入眼快动睡眠。杏仁体也会激发促 REM 细胞，该区域对惊吓十分敏感——按照我们的直觉，受到惊吓时应该不容易入睡；但是在这里，惊吓反而会激发促 REM 细胞，于是它们取得控制权的概率六大增加。基于这一生理基础，现在我们应该明白了为什么抗抑郁药（它会抑制眼快动睡眠）是治疗猝睡症的主要药物。

当然，睡眠系统障碍不光是猝睡症这一种。失眠是最常见的睡眠障碍。失眠的原因既可能是觉醒系统（通常是脑干上部和下丘脑）过度活跃，也可能是促清醒通路和促睡眠通路同时激活。后面这种情况解释了为什么部分失眠者患者报告称睡眠质量很差，却没有明显的睡眠异常。

睡眠的神经化学基础

在健康的大脑里，神经递质的复杂舞步带领我们走入睡乡，度过睡眠的四个阶段，然后再次唤醒我们。ARAS 和视前区之类的系统利用神经递质与大脑其他区域通讯，这意味着从清醒到入睡的各个阶段，大脑中此类分子的浓度会发生戏剧性的变化，浓度变化最剧烈的便是乙酰胆碱——大脑最重要的唤醒信号。在 REM 阶段，虽然你睡得很沉，但大脑中的电信号活跃程度却和清醒时差不多，所以 REM 又被称为"吊诡睡眠"。研究结果表明，REM 阶段大脑中乙酰胆碱的浓度甚至比清醒时还高，确切地说，是清醒时的两倍之多。这一点很有趣，因为在慢波睡眠阶段，乙酰胆碱的浓度会下降到近乎零。看起来似乎是这样：虽然我们需要关掉唤醒信号才能进入慢波睡眠，但是在大脑准备进入吊诡的 REM 状态时，却需要重新打开唤醒信号——而且强度是清醒时的两倍。如果高浓度的乙酰胆碱对 REM 睡眠的确十分重要，那么只要阻止乙酰胆碱富集，就能阻止你进入 REM 阶段——事实的确如此。血清素会抑制乙酰胆碱的活动，血清素失衡不但会破坏你的情绪和动力，还会扰乱你的睡眠模式。血清素过多会抑制 REM 睡眠，而血清素过少会导致 REM 阶段时间过长。你也许知道，血清素水平偏低与抑郁、焦虑有关；而且，这种神经递质水平偏低还与失眠有关，可能是因为在这种状态下，患者 REM 睡眠时间过长，所以他们得不到足够的慢波睡眠，就会感到十分疲惫。选择性血清素再吸收抑制剂（SSRI）是一类常见的抗抑郁药，它能够部分解决此类问题。在血清素被释放出来以后，这些药物会干扰那些清理它的分子，从而提高血清素水平。这意味着血清素在体内存留的时间变长，所以其整体富集水平高于不用药的状态。血清素水平升高不但能改善患者情绪，还能减少 REM 阶段的总时间，从而有可能为慢波睡眠腾出足够的时间。不幸的是，SSRI 还会干扰睡眠连续性，诱发周期性的肢体运动，所以实际上它并不是治疗失眠的妙药。

顺便说一句，对于睡眠的神经化学过程，我们并非束手无策。锻炼、瑜伽之类的镇静运动、多吃含有制造血清素所需物质的食物（例如鸡、鱼和豆制品）都能提高血清素水平。你可能不太去想这些事儿，不过上次你喝杯咖啡醒醒神是什么时候的事儿？咖啡因会阻塞腺苷（消耗能量的副产品，在白天的日常活动中，腺苷会逐渐积聚）受体，干扰控制睡眠的神经递质的正常舞步。腺苷让我们感觉疲惫，但如果它的受体被咖啡因阻断，它就没法产生该有的效果——所以早上喝完一杯卡布其诺，你会感觉清醒多了。当然，如果你总是喝很多咖啡，你也会产生耐受性，不过无论你的耐受性多强，咖啡因仍会在你体内停留最长 10 小时，而且会让你的睡眠明显变浅。如果你以为每天喝五杯浓缩咖啡毫无影响，那戒一周试试看。依赖性很可能会让你的身体发出严重抗议，你头痛欲裂，热切地渴望喝上一杯。如果你真的很在乎自己的睡眠，最好的办法大概是挺住！

那酒精呢？很多人（尤其是需要倒班的人）喜欢喝酒辅助睡眠。酒精会增强 GABA 神经递质发出的抑制信号，辅助关闭 ARAS 唤醒系统，让你进入非眼快动睡眠。猛灌一杯小酒肯定会让你昏昏欲睡，不过这里有一些重要的问题。且不谈酒精的高成瘾性以及对大部分身体系统的害处，单从睡眠方面来讲，你也最好不要养成酗酒的习惯。酒精引发的睡眠初期阶段可能不错，但在微醺的快乐时光过去之后，接下来你会频繁醒来，梦比平常多，而且做噩梦的几率也很大。频繁酗酒者可能还会出现头痛和口渴。这些问题有一部分是酒精的快速代谢引起的，因为在最初几小时之后，你的身体开始遭受断瘾症状的折磨。简而言之，酒精对睡眠的弊大于利。甚至有一种临床诊断叫做酒精致睡眠障碍，患者就是那些总靠酒精（哪怕只喝一点儿）入睡的人。不要成为他们中的一员！

我们讲了这么一大堆，和睡眠影响记忆有什么关系呢？显然，神经递质控制着神经细胞的互动，记忆的巩固发生在睡眠期间，而与此同时，这些强大的小化学物复杂多变的舞步一定会影响巩固的过程。根据记忆巩固的标准理论，新学习的信息最初记录在海马体里，不过最后，知识的珍宝会从海马体中独立出来，通过巩固过程转移到新皮质中。乙酰胆碱会抑制从海马体到新皮质的转移过程，因此，有人提出，慢波睡眠期间乙酰胆碱浓度大幅降低可能是为了完成记忆的转移。一项经验测试的结果支持了这一观点，在该测试中，研究者利用人工手段令受试者在慢波睡眠阶段保持高乙酰胆碱水平，结果表明，该阶段原本的记忆优势随之荡然无存。

小　结

　　本章指出了神经递质的重要作用，告诉我们干扰神经递质的化学物可影响大脑。我们解释了不同的神经递质有不同的起效方式，并列出了用于控制睡眠和苏醒的主要化合物。我们还简要介绍了康特·冯埃科诺莫的睡眠疾病，告诉大家这种疾病如何解开了两套竞争系统（从脑干延伸至皮质的唤醒系统 ARAS 和抑制 ARAS、促进睡眠的视前区）的秘密。我们还介绍了一些常见的睡眠—苏醒系统障碍，包括猝睡症和失眠症；同时介绍了一些方法，利用这些方法人们可以调节自己大脑中的化学过程，从而更清醒、睡得更好或仅仅是感觉更舒服。下一章我们将详细介绍睡眠期间大脑中明显的物理变化，并解释这些变化与记忆的巩固有着怎样紧密的联系。

5
睡眠时的精神大扫除

Mental Spring Cleaning While You Sleep

就像每一间干净整洁的地下室或阁楼一样，大脑也需要时常做个大扫除。大扫除增强了重要记忆的清晰度（信噪比），让我们摆脱不想要的垃圾信息，过滤出重要的东西，根据这一设想，我们能够初步推断睡眠如何促进记忆。

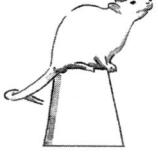

如果你有间车库或阁楼，哪怕只是床底下有一大片空地，你肯定知道这些地方是多么容易变成乱丢乱放的垃圾场。你还知道，把许多东西胡乱堆在那儿长期来看肯定不是个好主意。当然，你可能保存了随手留下的每一个酸奶盒子、每一根橡皮圈，不过太多杂物通常只意味着一件事：你真正想用什么东西的时候就难找多了。这条准则适用于所有储藏空间，同样也适用于大脑：最好只留下最重要的那些东西，把没用的垃圾扔掉。最常用的办法就是进行常规性的大扫除，把重要的东西和垃圾区分开来。

慢波睡眠

强有力的证据表明，睡眠，尤其是慢波睡眠，就像是大脑里的大扫除。研究结果表明，神经细胞间突触联系的可强化程度是有限的。突触提供的输入如何控制神经细胞的响应，就像来自朋友的建议如何控制你的决策，请回忆一下这二者的相似之处。如果你和 5 位朋友关系密切，他们每一个人对你的影响都很大，以至于你一听到他们的建议就立刻照办，完全不听其他人的意见，那你的决策过程可能充满吵闹，结果也不是最理想的。同样地，对于某一给定的细胞，如果与它建立强化联系的输入突触过多，进一步的强化几乎就毫无意义了，因为该细胞已经处于超兴奋状态。在一天的日常生活中，我们会接触许多信息，其中大部分是无用的，不需要记住。不幸的是，我们的大脑有时候不能有效地把这些信息过滤出来，这意味着大脑里有很多突触得到了强化，有的是我们想要记住的重要信息，有的不重要，还有的是完全无意义的噪声。于是到一天结束的时候，我们的突触简直就是一团糟。有时候，在经历了长时间无休息的刺激性活动之后，我们会感觉筋疲力尽，同样地，某个突触的资源也可能被耗尽。突触会被过度强化，这意味着它的强化能力发挥到了极限；突触也可能饱和，意味着它无法再吸收新的信息。在这种状态下，它们无法给出最佳表现。必须清理掉大脑里的垃圾，重置突触，丢掉不想要的信息，才能重新恢复正常，这就是睡眠的意义之一。

有一种简洁的理论——突触动态平衡模型（图11）——提出，慢波睡眠会全面削弱（削减、弱化）突触，重置整套系统。[1]这种削弱不光能为新信息腾出空间，还能清除噪声，提高重要信息相对于噪音的比例（我们假设重要信息的编码强度大大高于非重要信息）。打个比方，就像是调低收音机的音量，你就听不见背景里的静电声了——虽然总体输出音量变小了，但没了噪声，你更容易听清收音机里说的话了。

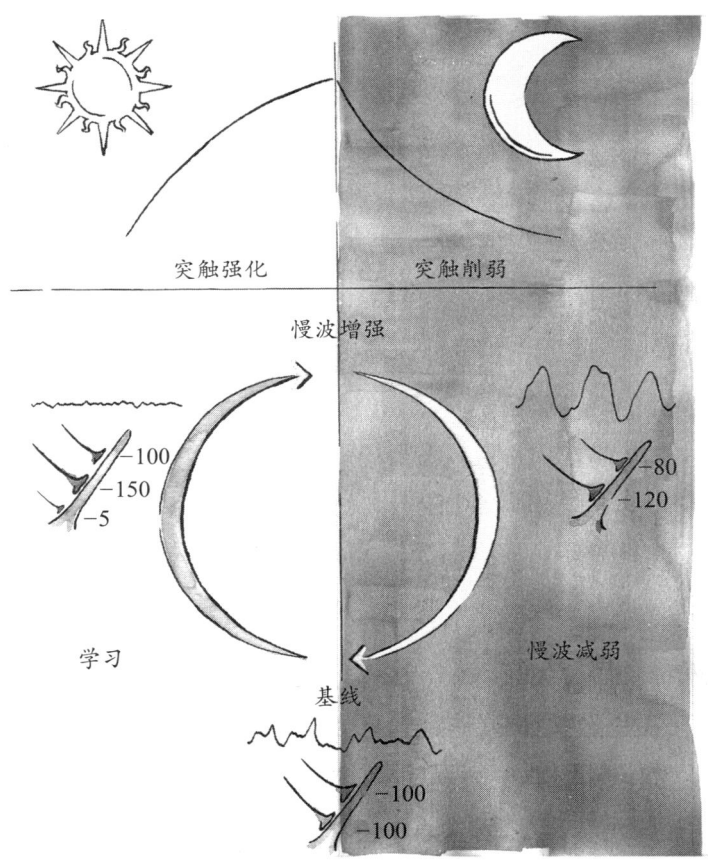

突触强化　　　　　　　　突触削弱

慢波增强

−100
−150
−5

−80
−120

学习

慢波减弱

基线

−100
−100

图 11　突触动态平衡假说

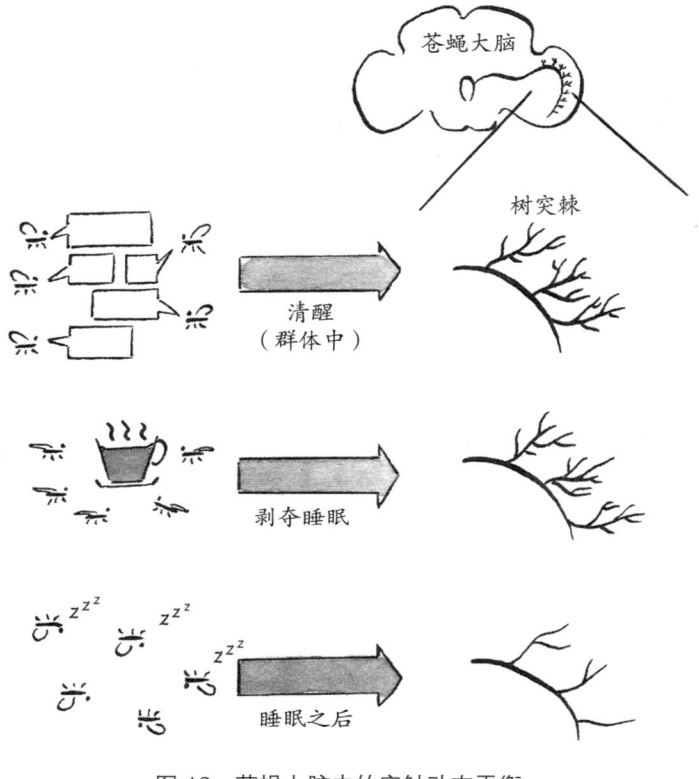

图 12　苍蝇大脑中的突触动态平衡

两组实验

支持突触动态平衡理论的最强论据是西娅拉·西雷利（Ciara Cirelli）、朱利奥·托诺尼（Giulio Tononi）以及威斯康星大学同事们的果蝇（黑腹果蝇，学名 Drosophila melanogaster）实验。[2] 研究者们做出了一个聪明的选择，他们挑了果蝇作为实验对象，因为在各种睡眠／清醒实验后他们可以详细检查果蝇大脑突触的生理状态，而这一点在人类身上不可能做到。检查手段侵略性很强，结果表明，果蝇清醒期间，突触的数量和尺寸都有所增长，而只有在它们得到睡眠以后，突触才会被削弱。最有趣的是，突触生长的程度取决于这只果蝇白天经历的事情——强社交环境中（和许多果蝇待在一起）的果蝇突触增长远大于单独幽闭的果蝇。与孤立果蝇相比，强社交环境中的果蝇需要更多的睡眠，而这些睡眠会导致突触削弱。如果果蝇被剥夺了睡眠，那么突触不会减少，这个结果有力地支持了前述假说：睡眠对于这一过程至关重要。

支持突触动态平衡理论的证据不仅仅是果蝇。西雷利、托诺尼和他们的同事也进行了一系列人类实验，所有实验的结果都指向同一方向。开始，受试者花费数个小时训练一种手眼协调任务，已知这类任务与大脑运动皮质的特定区域相关；接下来，受试者该皮质区出现了更多的睡眠慢波——这意味着人类需要这种大振幅睡眠来削弱过度强化的突触。[3] 与之相反的是，如果让受试者用系索把一只胳膊挂起来，避免使用这条手臂和手，接下来与该肢体相关的皮质区出现的慢波会减少。[4] 最后，该研究小组尝试利用一种名为经颅磁刺激（利用电磁铁的磁性脉冲刺激特定脑部区域——穿透头皮／颅骨，诸如此类——导致该区域的随机细胞"开火"）的技术人工增强新皮质特定区域的突触。[5] 结果，不光是该区域的突触得到了增强，而且在前半夜，该区域的慢波也有所增长——再次证明了局部区域的突触增强会导致该区域慢波增多，直至增强部分回归正常水平。

这些实验中区域性的慢波通常会预示一夜睡眠之后实验对象的表现提高的程度。实验结果有力支持了这一论点：突触削弱能促进记忆的巩固。因为它清晰地表明，睡眠的削弱过程并不是简单地清除记忆。与之相反，睡眠是通过某种方式精炼或强化了记忆——于是我们又回到了调低收音机音量、信号更清晰的比喻。

虽然我们一般把睡眠看作大脑的整体现象，但实际上，慢波活动可能只在突触强化最明显的区域出现增长，这似乎意味着我们设想的模式太过简化。的确，研究结果表明，哪怕在你最清醒的时候，大脑中的小片区域仍可能出现慢波睡眠的特征。在你清醒的时候，神经细胞的"开火"是不规则的，所以 EEG——脑电图，可测量脑部反应随时间而发生的变化——图像才会出现不规则的振荡（见第 1 章）。而当你进入慢波睡眠，脑电图就大不一样了。神经细胞不再无规律（但相对持续）地"开火"，而是出现相对明显的"休息"阶段和"开火"阶段，组合成为慢波。近期老鼠实验中的神经学记录表明，老鼠疲惫的时候（比如它很长时间没睡觉），新皮质中的局部区域可能出现这种"休息"/"开火"分明的脑电波模式，哪怕它完全清醒且活跃。看起来似乎是皮质中的小片区域在工作时偷偷打盹，而不是等待整个大脑进入睡眠。而且，大脑中部分区域以这种方式打盹的时候，老鼠在多种任务（在这次实验中，分配给老鼠的任务是伸出爪子去收集小糖丸）中的表现会变差，这一事实有力地支持了我们的假设。[6]

小　结

本章应该说服你接受了这一观点：就像每一间干净整洁的地下室或阁楼一样，大脑也需要时常做个大扫除。来自果蝇和人类的证据有力证明了这种突触削弱（或者说突触动态平衡）是慢波睡眠的功能之一。大扫除增强了重要记忆的清晰度（信噪比），让我们摆脱不想要的垃圾信息，过滤出重要的东西，根据这一设想，我们能够初步推断睡眠如何促进记忆。在接下来的两章里，你还会读到记忆如何在睡眠中"重播"、这样的"重播"与梦境有何关系。在第 6 章的末尾，我们将重温突触动态平衡和"记忆去噪"假说，同时我们也将思考这二者如何契合（或是不契合）睡眠与记忆的其他理论。

6

睡眠中记忆如何"重播"？
为何"重播"？

How and Why Memories Are "Replayed" in Sleep

要是我们能在睡眠中复习新信息，情况会怎样？在宝贵的安眠时光中，我们的大脑不会忙于完成任务，或者至少不会想着某件特定的事情，于是睡眠就成了理想的复习时间——而且我们似乎很好地利用了这段时间。

不久的将来，你也许会出席某个宴会，宴会上你认识了很多人，你需要记住他们每个人的名字。你怎样记住所有人的名字？最佳的策略是什么？最显而易见的一个法子就是在每次介绍完毕后重复默念对方的名字，在聚会上与别人互动的时候尽可能频繁地大声说出他们的名字。复习似乎能强化记忆——事实也的确如此。你越频繁地回顾某张面孔和某个名字之间的关系，面孔与名字的关系就越紧密。问题在于，复习同样会占用你的注意力和认知力资源。一边默记名字，一边交谈、安排事务或是与迷人的异性调情，这活儿可不轻松。通常情况下，我们总是忙于这些（和那些）任务，所以不可能有足够的时间去频繁复习刚学到的新信息。

要是我们能在睡眠中复习新信息，情况会怎样？在宝贵的安眠时光中，我们的大脑不会忙于完成任务，或者至少不会想着某件特定的事情，于是睡眠就成了理想的复习时间——而且我们似乎很好地利用了这段时间。对梦游症患者的最新研究佐证了这一设想。睡眠期间，梦游者活动的自由度比普通人更大，他们常常会重复在睡前刚刚做过的事情，这直接证明了我们会对新获得的信息进行"离线重播"。[1] 当然，这种物理上的复现来自一种轻微的睡眠障碍。健康的睡眠者不会以这种方式重演记忆（只要想象一下，如果我们在睡眠中物理性复现白天经历的所有事情，那该会浪费掉多少能量），取而代之的是，睡眠期间的记忆复现通常仅限于神经层面，所以我们必须用更巧妙的方法观测脑部活动，才能探测到它的存在。要理解这些方法，你需要多了解一点关于大脑结构和功能的知识。所以，我得拖着你来上一堂神经解剖学的速成课，告诉你我们如何测量脑部活动。

脑部解剖基础

在第 3 章里，我们已经知道了大脑是一团粉灰色的果冻状物体，如果从不同的方向把它切开，我们会发现大脑由几种不同的物质组成——灰质、白质，甚至不同的区域还有截然不同的细胞组织结构。事实上，大脑可以分成数百个不同的区域，每个区域都有自己独特的功能，也有独特的细胞组织结构和连通性。

要理解大脑的结构，简单的办法是从演化的角度去看待，大量神经细胞聚集而成的球状大脑组织程度极高，它是千万年的演化结出的硕果。大脑最先演化出来的部分最靠近"茎秆"，而最新的部分，也就是不同于其他哺乳动物、甚至不同于其他人的部分，位于球体的外面，也就是离"茎秆"最远的地方。根据经验法则，最古老的部分控制着最基本的过程，也就是最生死攸关的功能，例如调节心率和体温；而最新的部分则承担相对次要的功能，例如那些与意识、思想有关的东西（听起来似乎有些不顺耳，但很多动物没有意识和思想也活得好好的——想想昆虫和甲壳纲动物你就知道了）。

结出大脑的"茎秆"当然就是我们的脊髓，脊髓顶部变宽成为脑干（图 13）。脑干控制着许多基础的身体功能，例如动态平衡、呼吸、吞咽、膀胱功能、平衡、眼运动、面部表情、姿势和睡眠的某些方面。脑干上方是中脑，对于多种新陈代谢过程来说，中脑至关重要，同时它还控制着体温、饥饿、渴、疲劳、昼夜节律和（又是）睡眠的某些方面。中脑上方是两个对称且相对独立的大脑半

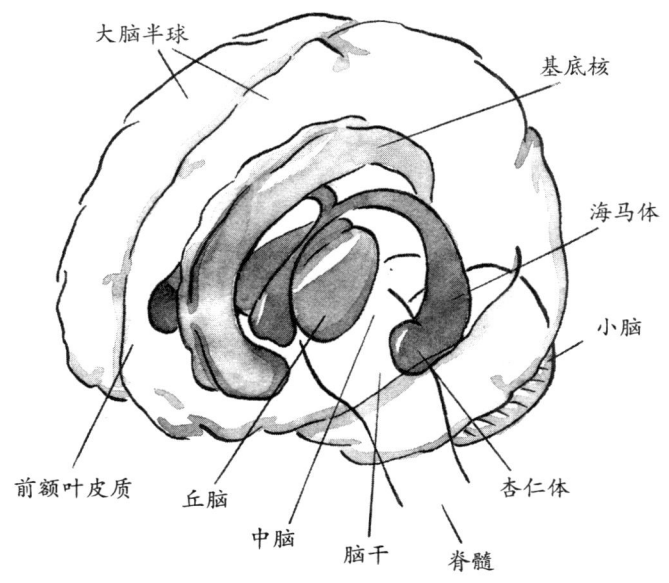

图 13　大脑的粗略解剖图

球，仅有一条粗粗的纤维系带（胼胝体）连接其间。

每个大脑半球的中脑上方是丘脑，该结构大体呈球形，负责接收脑部大部分区域与思考、行动、感觉有关的输入信号，同时也向这些区域反馈输出信号。丘脑连接的区域十分广泛，所以它常被看作大脑的"中继站"。它的作用可能类似电话接线员，各区域无法直接联系时就通过它进行中转通讯。两边丘脑的外部都盘踞着一系列的细胞核，叫做基底核。要控制身体运动、学习某些技能，基底核十分关键。海马体从基底核旁边斜伸出去，哺乳动物的海马体要发达得多，但在所有脊椎动物脑部都不同程度地存在海马体。它对多种类型的记忆至关重要，与导航能力的关系尤为密切。最后，基底核的前下部是嗅球，负责接收鼻子直接输入的信号，并将信号传送到大脑其他区域。

目前我们提到的大脑结构都属于"古脑"，所有脊椎动物都拥有这些结构。虽然在漫长的演化过程中，这些区域的大小、形状和重要性可能有所变化，但它们总以某种形式存在于所有脊椎动物的身体中。在身体大小近似的情况下，哺乳动物的大脑通常要比其他脊椎动物大一些。同等体型条件下，哺乳动物的大脑尺寸大约是鸟类的两倍，爬行动物的十倍。巨大差异的主要原因就在于哺乳动物大脑前部（前脑）尺寸急剧增大，结构也有所变化。哺乳动物前脑的标志是新皮质，这是一片由六层组织构建的复合结构，而其他脊椎动物没有这套结构。

人类的新皮质重重叠叠，因此表面积更大。新皮质虽然是前脑的一部分，但它从前到后包裹着整个大脑，填满了颅骨里的所有空间——真真正正的无孔不入。新皮质孕育着更高级的思想——执行控制、注意力和推理能力。它很可能还是意识的关键所在，不过这一点尚未确证。新皮质的边缘还分布着一些结构，它们的出现早在新皮质填满颅内空间之前，这些结构也发生了演化，演变出新的形态，其中包括海马体和杏仁体。

要理解睡眠，我们需要更详细地了解新皮质。首先，触觉、视觉、听觉、嗅觉和味觉都各有负责的区域，而且物理上互相独立。视觉皮质位于脑部后下方，听觉皮质位于侧面中间，触觉皮质始于大脑顶部并延伸到两侧（图 14）。这些区域都只响应特定的输入信号——所以，如果在动物

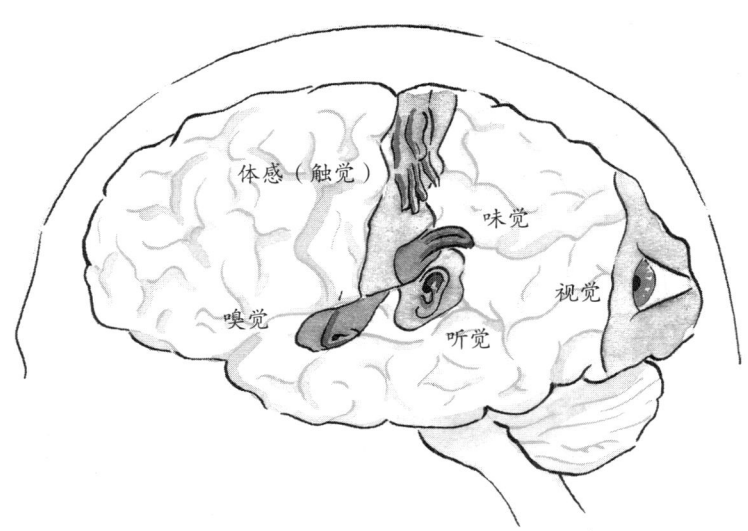

图 14　大脑感觉皮质

面前点亮一盏灯，我们会在视觉皮质发现活跃迹象，放音乐会引起听觉皮质活跃，敲（或戳）它会激活触觉（又叫体感）皮质。体感皮质正前方的区域专门控制肌肉运动，这里的神经细胞只靠一个突触与身体肌肉直接连接，所以在我们运动的时候，它们发号施令的速度极快。肌肉运动皮质和体感皮质的排布就像身体的地图——这两种皮质被称为"大脑里的小人"。这个名字十分贴切，要是能把这两个区域从脑子里拽出来（图 15），它们真的很像一个小人儿。

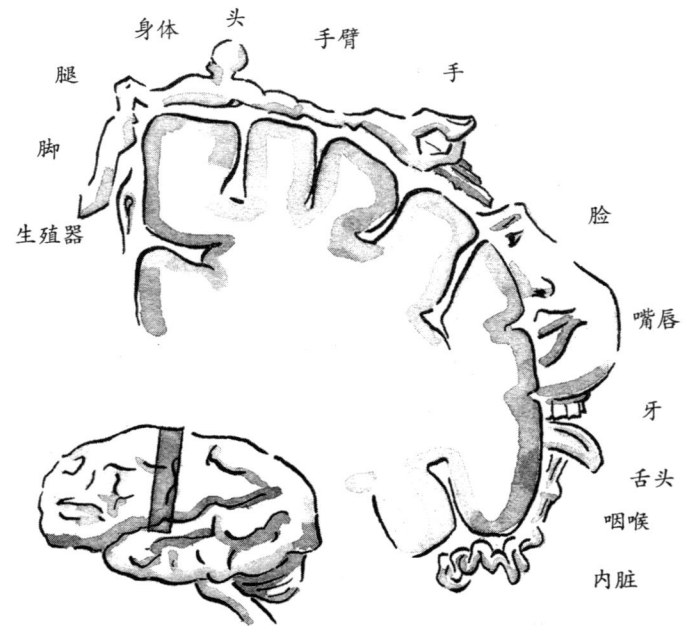

图 15　体感小人（上图）
位于新皮质横截面（下图中矩形灰框）上

体感皮质和肌肉运动皮质前方的大片区域包裹着大脑的整个前部，它叫前额叶皮质，人们相信它控制着更高级的思考过程和功能，例如工作记忆、推理、决策和自我控制。从体感皮质后方直到视觉皮质上方边缘的区域叫做顶叶。这片区域与注意力有关，不过它也在其他任务中扮演着重要角色，例如数学计算、空间感、在不同的皮质区域间建立联系。比如说，如果我们需要综合视觉和触觉信息，那基本一定会用到顶叶。

这一切与记忆有何关系？答案很简单——你回忆起某个场景的时候，当时曾被感觉输入信号（味觉、触觉、嗅觉等等）激活的大脑区域会再度活跃起来。这意味着包含听觉和视觉信息的综合记忆（例如和朋友谈话）在听觉皮质和视觉皮质引发的神经响应与谈话发生的当时基本一致。你的大脑真正地重演了记忆。这一点对于记忆巩固来说至关重要，而且很快你就会看到，它对睡眠中的记忆重播同样重要。不过首先，请让我介绍一下我们科学家用于检查脑部响应的几种技术。

测量脑部活动

我们说某片大脑区域活跃，这到底是什么意思？脑区域活跃是指该区域神经细胞激发的动作电位比平常多。

某些脑区域的动作电位是持续性的，所以对这样的区域而言，活跃是相对的：动作电位的频率或密度增加，我们就说该区域活跃。

那我们怎么检测动作电位？方法有很多种。最精密的方式是将电极插入大脑（有时候甚至会直接插进神经细胞），它实际上是一根高灵敏度的金属微型探针，能够轻松搜集电信号。电极会测量大脑内的电位变化。此类电极提供的记录让我们得以详细了解特定区域神经细胞的电响应，但是，如果你希望检测数百或数千个细胞的整体活动，这种方法可能就帮不上你的忙了，因为很多细胞根本就不在小探针的针头附近。要是有一位心急的神经学家想在你的脑袋上打个洞，往里面插一根金属管子，然后成天对着你的大脑戳来戳去——同时造成不可逆转的损伤，你对他的感觉大概不会太好。说来也怪，很多人对神经学家都抱有这样的不良印象，包括许多参加神经学实验的大学生。

除了颅内（或细胞内）探针电极以外，神经学家还有另一种电极，它看起来像是一枚带电线的小硬币，可以贴在头皮上。贴片电极搜集电信号的方式类似颅内探针电极，但它完全无创，摘卸也很方便，只是会留下一片黏糊糊的导电胶——也就是说受试者通常必须洗头，不过没有任何后遗症。利用贴片电极测量脑部电场活动的方法叫做脑电图，缩写为 EEG。要实时捕捉瞬息万变的脑部活动，脑电图是一种很理想的方法，而且正如我们在第 1 章里看到的，它很适合测量睡眠期间的脑部活动。脑电图主要的缺点是无法准确测量脑活动具体发生在哪个部位，你从头皮上测到的电位可能来自脑部任何区域。有时候为了试图提高精确性，科学家会在受试者的头皮上贴 256 个电极，甚至更多，但哪怕是这么密集的贴片电极也很难确认电活动的具体来源。

为了更精确地测量神经响应发生的位置，科学家们不得不采用其他技术，其中最常见的一种是功能性磁共振成像，缩写为 fMRI。fMRI 利用含氧血液的电性来测量血液的变化，而这种变化通常伴随着强神经活动。和 EEG 一样，fMRI 也是完全无创的；不过和 EEG 不一样的是，fMRI 的位置精度很高，它测量的血液变化发生位置可精确到几个毫米以内。但是，fMRI 有个最大的缺陷，它的测量速度很慢。虽然它的位置精度很高，但实时精度却不怎么样，因为在某个脑区域活跃起来以后，该处的血液可能要过 3—12 秒才会发生变化。fMRI 的另一个缺点是它只能捕捉到比较剧烈的活跃度变化，因为只有这样的变化才会导致含氧血流增加。神经学家想扎进你脑子里的探针能够敏感地探测到针尖附近一两个细胞的活动，而 fMRI 会告诉我们成千上万个神经细胞的整体活跃度。

以上几种技术都能帮助我们理解记忆如何在脑子里扎根、以什么方式扎根。目前为止，如上所述，我们拥有的技术有这么几种，有的一次只能测量几个细胞的活动（而且会造成永久性的脑损伤），有的能告诉我们大脑给出了响应，却无法给出响应的具体位置，而第三种技术能告诉我们神经活动的位置，却没法测量具体时间。听起来这些工具都不够理想，对吧？的确，它们还不够完美。神经学家们正在努力尝试组合使用这些工具（再加上几种我没有介绍的技术）解码世界上最复杂的"计算机"，这个任务并不轻松，但它的潜在回报，或者是这个问题本身的魅力，推动着研究者们一路向前。

睡眠中潜意识的记忆重播

我们说过，新皮质中某些区域只响应视觉、听觉、触觉之类的输入信号。那么接下来要说的也不算很跳跃了：这些区域中的某几块地方随时随地都相当活跃，具体的活跃模式取决于你正在经历什么事情。这么说吧，如果你正在沙滩上奔跑，沙子硌着你的脚板，太阳晒着你的皮肤，涛声回荡在你耳边，蓝天映入你眼中，海水的咸味钻进你的鼻孔，那么你大脑中的所有对应区域（触觉、听觉、视觉、嗅觉等）都会活跃起来，让你体验到这些感觉。这些脑部活动，再加上负责统合这些感觉的脑部区域的响应，共同构成了这一段独特的体验。我们再往前走一大步：这些脑部活动不光是体验的基础，还是记忆的基础。

有一套著名的理论提出，新支质各感觉区域记录下来的信息必须统合起来，才能构成完整的体验片段，而统合工作最初是由海马体完成的。如果我们在缺乏感觉输入信号的情况下回忆起这些片段（比如说，关掉灯，躺在床上，周围一片安静），海马体会激发所有与此有关的感觉区域，让你体验到当时的情景。它"记住"了这些特定感觉之间的联系，并将它们统合起来。一旦被激发，这些感觉区域的活跃模式几乎就像是你重演了当时的情景。你的大脑重播了这段记忆，就像你重播视频或音乐一样（图 16）。

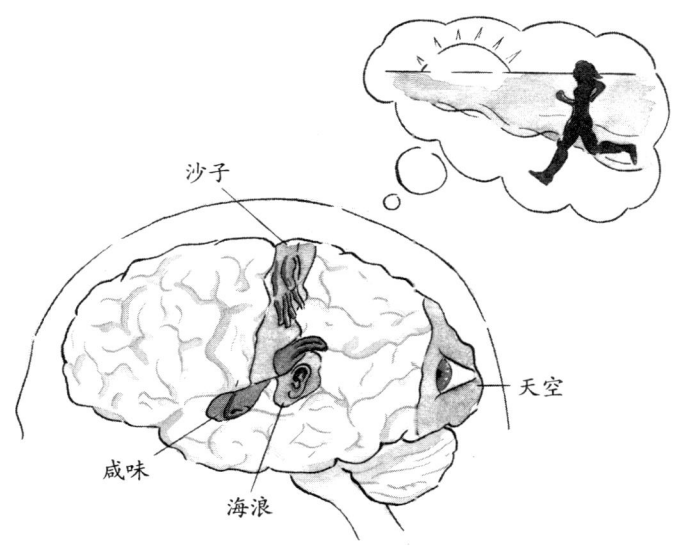

图 16　感觉皮质中的记忆重播

音乐的类比十分有用，尤其是考虑到你可以把大脑皮质看作一架钢琴，不同的琴键代表不同的感觉输入信号。随时随地，所有琴键都好好待在那里，等待被奏响，但是只有被按下去以后，琴键才会发出声音（给出响应），而且在任意给定时刻，被按下去的只有几个琴键。如果我们将海滩上奔跑的记忆看作一段美妙的音乐，根据记忆的标准理论，这段音乐所属的唱片最初储存在海马体里。当你调出这段记忆，海马体会在恰当的时机以正确的顺序按下所有相关琴键（激发新皮质中的相关区域），播放出这段音乐。那么，还是这个例子，在海滩上奔跑的各方面感受，比如说脚底沙子的触觉，大海的颜色，空气中的咸味儿，都储存在不同的皮质区域中。海马体的任务是激发所有元素，让你重播这段记忆，而新皮质仅负责按照海马体的要求提供信息。

在本章开头，我说过大脑会在睡眠中重播记忆。这是否意味着在你沉沉睡去的时候，你的海马体和新皮质真的会举办音乐会？答案是肯定的。此外，这种重播有时候会以梦的形式出现，但有相当有力的证据表明，大部分重播是潜意识的。这意味着什么？你的睡乡中演奏着哪支交响乐，你甚至可能对此一无所知。

一组神经表征作为整体被调用得越频繁，它们内部的联系就越紧密（想想我在第 3 章说过的绕口令，"一起开过火的神经细胞就绑到了一起"。)这意味着哪怕你根本一无所觉，特定的神经活动模式仍会在你的大脑中一再重播，影响脑部不同区域之间的联系。因此，睡眠中的记忆重演也许为我们提供了一把钥匙，让我们解开睡眠巩固记忆的谜团。我们再进一步看看。

睡眠记忆重播最具说服力的证据来自一种特殊的细胞——位置细胞，这些细胞当且仅当动物（人类、老鼠或其他动物）来到某个特定地点时才会响应。你在一间屋子周围或其他开放空间中转圈时，不同的位置细胞会次第激发。但是，每当你回到之前到过的地方，上次在该地点激发过的位置细胞会再次"开火"。所以，这些细胞与特定的位置有关，一旦细胞与该位置建立起联系就不再更改。这对研究记忆重播有何意义呢？

意义如下：如果你在空间中沿着一条路径移动，一组特定的位置细胞会以相同的顺序"开火"：最开始是 1 号细胞，接下来是 2 号，然后是 3 号，以此类推，直到你到达终点（我们姑且认为最后一个细胞是 4 号）。下次你照同样的路径移动，同样的细胞会以同样的顺序"开火"——再下次，再下次，如此等等（图 17，上）。沿路径运动会激发一系列特定的位置细胞，这套模式是固定的，而且相当容易识别。如果你是一只正在学习走迷宫的老鼠，稍后你的学习体验在睡眠中重播，那会发生什么事情？在你复习这些信息的时候，同一组位置细胞会以同样的顺序再次激发，和你沿着正确的道路走出迷宫时一模一样（图 17，下）。这组激发序列非常清晰，完美验证了睡眠中的神经性重播。事实上，研究者们在老鼠的海马体中植入了电极，结果表明，经过高强度走迷宫（或固定路径）训练的老鼠在清醒时的休息时间和睡眠中都会不自觉

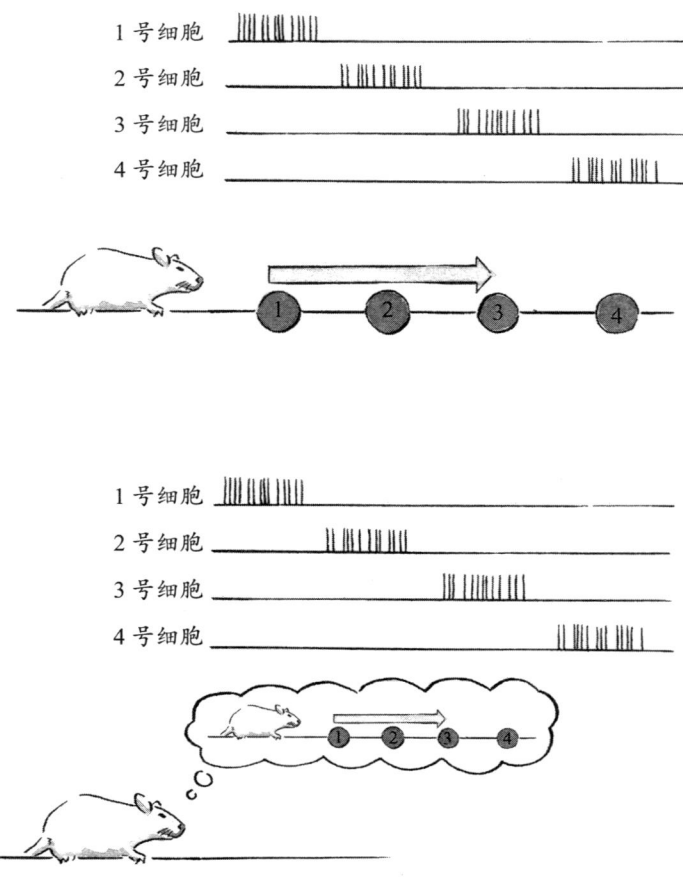

图 17　移动时位置细胞激发（上）；位置细胞记忆重播（下）

地重播与该路径相关的细胞序列。在清醒状态下，重播速度远大于实际走迷宫的速度（重播速度最高可达实际速度的 21 倍）。

清醒时的重播还有其他有趣的特征——比如说，细胞序列常常是倒序播放的，尤其是如果记忆重播时，老鼠正蹲在食物旁边。有时候看起来甚至像是它正在复习这条通往美味食物（奖励）的路径。研究结果还表明，老鼠会综合自己以前走过的各个小段，创造出一条全新的路径，而且新路径通常更近。[2] 在这种情况下，看起来几乎就像是老鼠思考了自己走过的路，组合出了最佳路径，哪怕之前研究者刻意不让它走这条路。

睡眠期间的路径重播主要发生在较深的慢波阶段，而且和清醒时的重播有细微差别。睡眠中的重播略快于现实中的走迷宫，不过速度大约只有后者的 7 倍。路径通常是正序（区别于清醒时的倒序）重播的，而且（目前据我们所知）这样的重播不会构建新路径。迷人的是，通过重播次数我们可以预测老鼠记忆巩固的程度，这个发现有力地支持了这一设想：睡眠中的记忆重播与神经可塑性及记忆巩固有关。如果在重播即将开始的时候向海马体相关区域施加微量电流，打断重播，那么老鼠的记忆就不会得到提高，因为电流破坏了睡眠对记忆的巩固作用，这进一步佐证了重播对巩固记忆的重要性。[3]

用位置细胞来验证重播的方法非常完美，而且很容易确证，但能验证记忆重播的细胞不止这一种。视觉皮质、体感皮质和基底核之类的区域同样会重播清醒时经历的输入信号，不过这种重播看起来像是由海马体中的重播激发的（想想我们的钢琴协奏曲）。关于眼快动（REM）睡眠期间的重播的实验报告只有一例，不过这暗示着还存在范围更广、更完整、持续时间更长、包含多种体验元素的协奏曲，比如说，重播不光能激发与感觉输入有关的脑区域，还能激发与唤醒层面有关的脑区域。REM 睡眠期间的这种大范围重播会不会就是梦，我们用电极捕捉到了梦？有人曾这样设想，不过我们永远不会知道答案——该实验使用的老鼠很久以前就死光了，再说它们也没有报告梦境的习惯。

我们人类也会在睡眠中重播记忆，但是对人类的研究不如对老鼠那般详尽，正如之前提过的，我们不喜欢别人用探针捅自己的大脑。fMRI 结果显示，如果我们白天玩了迷宫游戏，当时激活的海马体区域在当天夜间的慢波睡眠中也会表现出活跃状态。而且通过夜间海马体的活跃程度可预测第二天我们走迷宫的能力会提高多少。更让人激动的是，至少有少量证据表明，如果我们想巩固某些记忆，那我们可以给睡眠中的自己一些线索，激发重播。这种方法对气味和声音有效，二者似乎都能促进记忆巩固，因为在睡眠中给予气味和声音线索后，与它们有关的记忆第二天都有所提高。更详细的内容请见第 12 章。

记忆的重播与巩固

回想一下本章开头的烦人宴会，你必须记住那么多的新名字，那么根据上述讨论，你似乎不光会在宴会上复习那些名字，还会在接下来的睡眠中继续复习。这样的复习会再次激发名字/面孔配对相关的脑部区域——也就是说，你颞叶中的部分区域（与词语有关）和视觉皮质（与面孔有关）会同时活跃起来。两个区域中的神经细胞都会反复激发，这一过程会让它们之间的联系变得更加紧密。虽然在最初阶段，负责名字和面孔的区域是通过海马体联系起来的，但如果反复激发的次数够多，最终某区域的活跃一定会导致另一区域活跃。如果在宴会之后不久，你碰巧又见到了宴会上认识的新朋友（或者只是经常想起她来），那你很可能在每次看见她的面孔时轻松地想起她

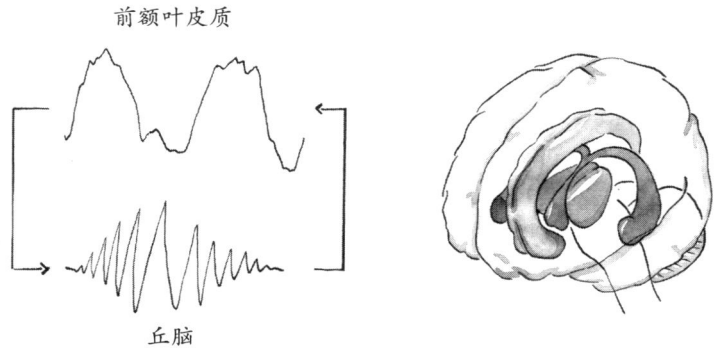

图 18　记忆巩固活跃系统假说

的名字来——反之亦然。虽然你很可能不会时时在意自己脑子里的这种反复激发，但研究记忆巩固过程的神经学家能看到你脑子里发生的事情，无论是通过侵略性的颅内探针，还是无损的功能性磁共振成像和／脑电图。

睡眠为我们的大脑提供了一段休息时间，这是它为此种类型的记忆巩固带来的唯一好处吗？有的科学家觉得睡眠没有什么特别之处，只是这段时间里你不会接收到新信息，所以大脑更容易处理已经存在的记忆。不过，有的科学家却持有完全不同的观点，他们认为，睡眠期间你的记忆会以清醒期间根本不可能的某种方式得到有效处理。记忆重播是这一假说的关键点，不过当然，清醒时记忆也会重播（比如说，你可以有意识地复习宴会上认识的每个人的面孔和名字）。那么睡眠到底比清醒多了什么功能？

记忆巩固活跃系统模型提出，慢波睡眠的高幅振荡对记忆重播有至关重要的作用。[4] 你还记得吧，在第 1 章里，我曾把这些大振幅低频波比作湖底怪兽掀起的有韵律的波浪。如果头皮上的贴片电极捕捉到这样的强响应，那一定意味着有很多很多神经细胞正在同时活动。脑电图上这样的大波浪意味着有许多脑细胞先是奔向能激发动作电位的状态（细胞内外的电荷差变小），然后又远离这种状态（细胞内外的电荷差变大，激发概率变小）。在第 3 章里我们说过，发生这样的变化是因为带电粒子进入或离开细胞。重点在于，这些慢波影响着大脑中神经细胞的激发时机。先把细胞推向“开火”预备状态，然后又让它们远离这一状态，通过这种方式，慢波确保了这些细胞一旦“开火”必然差不多在同一时间。某段记忆重播的时候，与该记忆相关区域的皮质细胞显然必须激发（正如本章前面讨论过的情况），慢波对记忆的贡献便是控制激发的时间。尤其重要的是，无论激发的是大脑的哪个区域，慢波都会让各处细胞大体同时“开火”，从而协调重播。如果重播涉及的区域在解剖位置上距离较远（比如说海马体和新皮质中的处理区域，你可能需要这二者来记忆面孔与声音之间的关系），这种协调就更重要了。慢波渗透大脑所有区域，提供基本的“停”/“行”信号，确保所有重播同时发生。有的神经细胞与某张特定面孔的表征相关，有的神经细胞与某个特定声音的表征相关，强化这二者之间的突触连接，你的记忆表现也会得到强化；还记得那句绕口令吧，“一起开过火的神经细胞就绑到了一起”，所以很容易看出这种暂时的重播同步性何以如此重要。重播的暂时同步性也许还能确保信息高效地从某区域传递到另一区域（比如说从海马体到新皮质），于是新皮质中的细胞就能达到最佳状态，让重播最有效地强化神经细胞之间的联系（麦当娜的面孔和声音），从而强化记忆表现（如果麦当娜给你打电话，你接起来就知道是谁）。

眼尖的读者也许发现了矛盾之处。在第 5 章中我们解释过突触动态平衡理论——慢波睡眠期间突触强度会被削弱。[5] 我们还解释过，研究者认为这种削弱移除了背景噪声，从而强化了记忆；信号中最强的部分（希望也是最有用的部分）被保留下来，而较弱的垃圾信号则被清理掉了。我们把这一过程比作调低收音机音量。而现在我们说，慢波睡眠期间的记忆重播会强化突触，似乎与突触削弱理论直接冲突。这个矛盾在睡眠与记忆研究界引发了诸多问题，尤其是大量研究表明慢波睡眠期间突触的确被削弱而非强化了。但是，近期的研究提供了一些证据，慢波睡眠期间有一小部分突触可能得到强化，所以这看似矛盾的两个过程似乎可以同时发生。慢波睡眠的确会全面削弱突触，减少神经系统的噪声信号，让我们更容易区分真正的记忆与无效的垃圾。不过，它也会协调记忆重播，而且与我们在这里说的靶向突触强化有着密切联系。所以，从本质上说，慢波睡眠对记忆强化有双重的重要意义，一方面移除背景噪声，一方面强化靶信息。所以经过慢波睡眠的重播，你的记忆更清晰了，简直就是顺理成章的事情！

小　结

本章解释了睡眠期间记忆如何重播，为何这种重播对记忆有重要意义。为了真正理解记忆重播，你需要了解不同的大脑区域负责不同的感觉类型（例如视觉、听觉和触觉），这一点很重要。同样重要的是了解一些测量脑部活动的技术——刺入脑部的探针，贴在头皮上的脑电图电极，还有功能性磁共振成像。学习这些基本知识之后，我们还列举了一些有力的证据，它们佐证了睡眠期间的确会发生神经性重播。老鼠身上的位置细胞实验、人类睡眠后表现提高，都是这方面的证据。最后，我们介绍了神经性重播为何对巩固记忆如此重要，科学家们为何认为慢波睡眠的大振幅电信号确保了所有细胞同时激发、从而促进了重播的发生。下一章我们将介绍梦，并从完全不同的角度来分析睡眠期间的神经性重播。

7

梦是什么？
梦对记忆意味着什么？

What Is Dreaming and What Does It Tell Us About Memory

　　睡眠中的大脑以某种方式摆脱了束缚，自由地创造出一连串的连接。这不光有益于创作，人们还认为它能提高洞察力、促进问题的解决，甚至对新信息的整合也有重要作用。

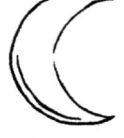

　　你惊慌地沿着一条黑暗狭窄的走廊奔跑。有什么邪恶而恐怖的东西正在追逐你，但你却不清楚是为什么。你的恐惧有一部分源于你的脚完全不听使唤——感觉像在糖浆中跋涉。追逐者越来越近，可是当它终于抓住了你，整个场景突然消失……你醒了。

　　做梦的时候你多多少少知道自己是在梦里，这几乎是由梦的定义决定的。梦境可能十分零散、不连贯、缺乏逻辑，但是如果沉沉入睡的你根本没有觉察到它的存在，那它就不能被称之为梦。很多人会发出抗议："我从来不记得自己做的梦！"但这是完全不同的另一个问题。醒来之后不记得做了什么梦并不意味着在做梦的当时你一无所觉，它只意味着梦境中的体验并未真正刻入你的记忆，它在你脑子里的印象越来越模糊，或者说不太容易回想起来。

　　我们想当然地认为自己知道梦是什么，但梦实际上没有放之四海而皆准的确切定义，这一点想必会让你十分惊讶。相对准确的定义是"睡眠期间的所有知觉、思想或情绪"。[1] 这个描述十分宽泛，所以比较、划分和评价梦的方法也有好几种。比如说，有一种方法用 0（完全无梦）到 7（"相当长的梦境序列，包含 5 个或以上的阶段"）的数字来评价梦。[2]

梦的物理基础

不过让我们先退后几步。神经学的目标之一是弄清各种思想和精神体验来自大脑的哪些位置。我们所看到、想象或思考的一切都与脑部某处的神经响应有关。梦自然有其来源。在第 6 章中我们了解到，新皮质主要感觉区域的神经性活动让我们产生了各种感觉。这意味着初级视觉皮质的神经细胞激发，创造出"看见东西"的幻觉，初级听觉区域细胞激发创造出"听见声音"的幻觉，诸如此类。如果这样的激发随机发生，这些感觉就会变得一团乱，像是许多疯狂而零散的幻象。你很容易想到，以这种方式产生的随机影像和感觉也许会织出多感并用的复杂幻象，我们称之为梦。

1977 年，哈佛大学的两位科学家艾伦·霍布森（Allan Hobson）和鲍勃·麦卡利（Bob McCarley）提出了一套梦的发生理论，叫做激活—整合模型。[3] 根据睡眠的生理学基础，该理论提出的梦境发生模式正如我们在上一段描述的那样。脑干中的神经细胞随机激发是 REM 睡眠的核心特征。脑干中的这些神经细胞与新皮质通讯，所以它们的随机激发可能诱使主感觉区域和运动区域作出响应。激活—整合模型提出，大脑可能会综合这些新皮质响应，编出一个故事（图 19）。从生理学层面上说，这套理论十分合理：我们知道，癫痫症患者有时候会做噩梦，这是因为癫痫的局部发作导致大脑情绪系统出现高强度无序活动。事实上，来自外部的电刺激也会让大脑皮质产生类似梦境的感觉，哪怕这时候你完全清醒。[4] 癫痫患者实验和外部电刺激实验的数据共同表明，无序激发的脑干活动能引发主观的梦境感觉。

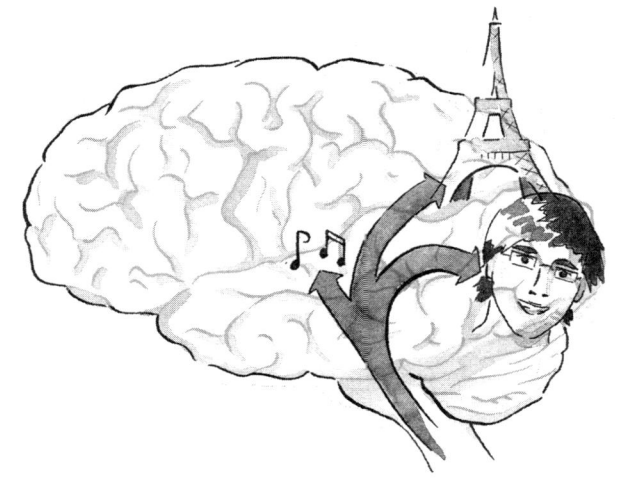

图 19　激活—整合成梦假说

　　艾伦·霍布森还用睡眠的药理学理论扩展了这套模型。他提出，REM 睡眠期间神经递质乙酰胆碱处于高水平，而去甲肾上腺素之类的胺能神经递质处于低水平（见第 4 章），这可能引发怪异的感觉（例如异常的意象并置、扭曲、不合逻辑和突然的场景变化）。缺乏胺能神经递质，负责控制"上下感"的皮质就会受到干扰，而且这片皮质紧挨着与推理能力有关的脑部区域，这些区域平常会迫使我们按照逻辑进行思考。研究者们观察到，背外侧前额叶皮质在 REM 睡眠阶段相对不活跃，这片区域是大脑高级思考功能的重要中枢之一，所以观察结论佐证了霍布森的扩展论点。事实上，霍布森认为梦和精神疾病有共通之处，因为二者都会带来幻象和错觉，同时伴有背外侧前额叶皮质的异常响应。

不幸的是，当我们考虑到梦的实际特性，霍布森和麦卡利的激活—整合模型就没那么可信了。首先，梦不光会在 REM 睡眠中发生，整晚所有阶段的睡眠都可能有梦。也许需要进一步考察的是梦的内容。研究显示，很多梦是有感觉、有逻辑、有主题的，虽然可能有些跳跃。无序的神经性活动真能产生这样的模式吗？如何解释那些夜复一夜困扰我们的梦魇？半随机的脑干响应怎么可能引发这样的梦境？梦的这些特征（整晚都会有梦，反复出现，某些情况下有主题有逻辑）意味着它的产生自有其规律。

梦的来源不是无序的脑部活动，而且有力证据表明，初级感觉区域也不是梦的缔造者。科学家们经常通过一些有缺陷或受伤的患者来研究身体和头脑的工作机制。初级视觉或触觉皮质受损并不会影响梦中的视力或触觉，哪怕这样的损伤可能导致患者部分或完全失明、丧失触觉。这里有一个好例子，初级触觉皮质和运动皮质严重受损可能导致患者一侧的手臂、腿和肢体瘫痪（偏瘫）。但让人惊讶的是，偏瘫患者在梦中却能自如地活动，身体的两侧都完全正常。还有个类似的例子，大脑言语区域严重受损的失语症患者在梦中能够完全正常地说话。这些脑损伤患者的经历告诉我们，创造梦的不是主感觉皮质和运动皮质。取而代之的是，从认知层面上说，梦似乎是统合化的结果，牵涉更高级的感觉皮质和运动协调皮质，这些区域会以更微妙的方式处理感觉信号。举个例子，视觉协调皮质（负责处理较复杂的视觉信息，例如运动、定位、颜色、尺寸和形状，这个区域通常只在你注意到眼前看见的东西时才会启动）受损会导致患者在梦中完全失明。

激活—整合模型痴迷于脑干随机活动在梦中扮演的角色，认为这些活动激发了新皮质，奠定了梦的根基；现代研究成果否决了这套理论之后，某些批评者提出，该模型可能过度阐释了 REM 阶段背外侧前额叶皮质活动的减少，而忽略了在该阶段极度活跃的前额叶皮质其他区域，例如前扣带回区域（脑部重要的控制区域，在我们受到惊吓时它能控制住任性的杏仁体）和腹内侧前额叶皮质（与自我意识有关）。既然 REM 阶段这些区域都很活跃，那为什么要假设此时的梦会以完全不受控的方式产生呢，这个逻辑太奇怪了。

2000 年，伦敦皇家医学院的马克·索尔姆斯（Mark Solms）提出了新的成梦模型。与霍布森和麦卡利的激活—整合模型相悖的是，他提出，梦根本不是脑干和皮质的无序活动造成的，而是来自大脑负责思考的区域。索尔姆斯回顾了脑损伤患者的数据，他发现，腹内侧前额叶皮质受损的患者似乎会丧失做梦的能力。他的研究提出，大脑的奖励系统（该系统始于中脑，然后向上穿过腹内侧前额叶皮质伸向大脑其他部位）是梦的基础，腹内侧前额叶皮质受损会极大地损伤该系统。对奖励系统施加化学刺激（例如左旋多巴，这种药物可转换为多巴胺——大脑主要的奖励神经递质）会引发精神病症状和过多、过于生动的梦；而利用药物阻断多巴胺——例如氟哌啶醇，它能堵塞这种神经递质的受体——会抑制过于生动的梦境。顺便说一句，氟哌啶醇常用于治疗精神分裂症，因为它能抑制精神疾病。

有趣的是，索尔姆斯认为腹内侧前额叶皮质对成梦非常重要，而在精神病侵略性疗法的全盛年代，医生也常常故意破坏病人脑部的这一区域以帮助他们保持神志清醒。结果表明，前额叶白质切除术会导致 70%—90% 的病人彻底不再做梦，再次佐证了梦与精神病的相似性，也验证了奖励系统对做梦的重要作用。

除了腹内侧前额叶皮质以外，索尔姆斯还发现颞叶皮质（协调声音的处理过程和所有知识）、顶叶皮质（协调注意力）和枕叶皮质（协调视觉）之间的三岔口区域损伤也会导致梦的消失。这片区域对精神意象很重要，所以该处损伤会破坏做梦也不足为奇。

梦受限于认知能力和状态

哪怕身体完全健康，也不是所有人都能正常做梦。梦的复杂度、长度和主题一致性似乎部分地由做梦者的整体认知能力决定。比如说，有证据表明自闭症患者的梦更短、梦里的元素也更少，而且梦里的细节他们能记住的部分也更少。这意味着做梦的能力可能与一个人整体的创造力、想象力和感性思考能力有关。与此类似，5 岁以下儿童的梦更倾向于碎片化，叙事能力较弱；而对于 5—8 岁的儿童，我们可以评估他们的视觉空间能力，由此预测他们梦境的连贯性和叙事性。[5] 有趣的是，精神分裂症患者的梦很短，梦里的幻觉内容也很单一。他们的梦里有许多攻击性行为，而且通常是做梦者本人受到直接攻击。如果做了特别暴力的梦，醒来后患者可能会发作，病情严重的患者甚至可能分不清梦境与现实。[6] 抑郁症患者的梦则各有区别。有的研究表明，抑郁人群的梦短而温和；但另一些观察实验提出，他们的梦更为消极、受虐。这样的区别也许是因为抑郁症变种很多，不同的研究面对的可能是不同副型的抑郁症。

梦有什么作用吗？

激活—整合模型认为梦是一种副现象——它只不过

是睡眠中神经过程的副产品——而另一些科学家提出，梦有重要的功能。至于到底是什么功能，正如心理学界常见的情况一样，有很多不同的说法。当然，其中最著名的是西格蒙德·弗洛伊德（Sigmund Freud）的理论，他认为梦是潜意识欲望的表达，不过关于梦的作用还有其他许多理论，其中有很多种都比弗洛伊德的理论更具实证意义。比如说，威胁模拟假说提出，梦的作用也许是提供一种逼真的环境，让我们练习如何面对威胁，哪怕我们不记得这些梦。研究者推测，这样的练习也许会改善我们在现实生活中的响应，所以它是一种适应性行为。[7]支持这一假说的证据是，大部分（某些研究中高达 70% 以上）的梦里会出现威胁情景，这个比例远高于做梦者在实际生活中遭遇危险的频率。此外，对巴基斯坦两个不同地区儿童的研究表明，生活在危险环境中的儿童梦境中出现威胁的频率也要高得多。而做梦者面对威胁的反应几乎总是合情合理并且与威胁有直接关系，所以这种练习（如果真是练习的话）显然包括了看似真实的解决方案，再次证明梦境为现实中可能出现的场景提供了有效的模拟环境。

另一种理论认为，梦会影响你第二天的感觉，包括情绪和更基本的身体状态。迫使人类记住 REM 阶段不愉快的梦境无疑会让他情绪低落，而噩梦（定义为能让你惊醒的非常负面的梦）甚至可能导致进行性情绪问题。从另一方面来说，也有证据显示梦有助于调整长期情绪。比如说，有人针对离婚女性做了研究，结果显示，更频繁梦见前夫的受试者对离婚的适应性更好。[8] 令人惊异的是，梦似乎还能影响生理状态：一项研究表明，入睡前想喝水的人如果在梦里喝了水，醒来后会变得没那么渴。[9]

有多种途径可以影响梦的内容。比如说，近期研究显示，如果在睡眠者进入 REM 阶段后向他们吹送香味，他们更可能会做愉快的梦；而如果此时闻到臭味或者不愉悦的气味，他们会做负面或是不愉快的梦。[10] 有些人会做清醒梦，梦中他们能控制事情的走向，有证据显示，这样的技巧可通过密集的练习和训练习得。当然，这些东西很迷人，因为（虽然它完全没告诉我们梦的原始功能到底是什么）它不光意味着我们可以主动追求美好的梦境，还意味着我们也许最终能够利用这些技术治疗情绪障碍、恐惧症和其他心理问题。我们已经知道，催眠暗示能让人梦见蛇、蜘蛛或是其他恐怖的东西，而且——当这些威胁在梦中以更温和的形式出现时——这样的梦能帮助患者消除恐惧。催眠暗示还能让梦变得更愉快，在白天多想象一些愉快的意象也有助于修改（通常是改善）顽固的噩梦。

几乎没有证据表明人会在梦里进行实质性的学习。事实上，睡眠期间的学习完全是另一回事，梦本身并不是把新信息印入海马体的好方法（毕竟我们大部分时候连自己做了什么梦都不记得）。语言学习方面的研究很好地印证了这个看法。虽然我们能够根据 REM 阶段在睡眠中所占的百分比预估清醒时的学习效率，但在 REM 阶段多出来的时间里做的梦对语言学习并无太大影响。就算有所影响，那影响的也主要是受试者因无法学会某些东西而产生的挫败感，而非遣词造句的机制。

梦中的记忆

你还能记得内容的最近的一次梦里发生了什么？里面有你认识的人吗？场景是你熟悉的地方吗？你做了什么熟悉的事情吗？大部分梦是我们清醒时生活中各种碎片经验的组合。人们常常梦见彼此间毫无关系的碎片信息，比如某个特定的人，某个特定的地方，或是某种特定活动。可是，梦里会复现完整的记忆吗？比如说，你上一次和母亲见面的情景，包括地点、活动和人？这样的记忆被称为情节式记忆，因为它们以完整的情节形式出现，而非零散的片段；关于梦的研究表明，这种记忆有时候会在梦里重播，但十分罕见（一项研究表明，大约有 2% 的梦包含此类记忆）。[11] 我们的大部分梦境只是将现实生活中的碎片组合在一起。这些片段做梦者相对熟悉，而且会反映出他的兴趣和顾虑。这意味着骑行者会梦见骑车，老师会梦见上课，银行家会梦见钱。

有的研究者利用梦境报告统计哪些记忆会立刻进入梦境（例如当天晚上就被梦见），希望借此弄清梦的机制。众所周知，弗洛伊德把这种情况称为"白昼遗念"。一项研究表明，65%—70% 的单次梦境报告中出现了白昼遗念。[12] 从另一方面来说，关于这种不寻常的现象，更新的研究提出了梦境延迟效应：某段特定记忆作为白昼遗念在第一天的梦中出现后，接下来几天它再次出现在梦中的概率会稳步下降，然后随着时间推移，这段记忆进入梦境的几率又会再次升高（图 20）。

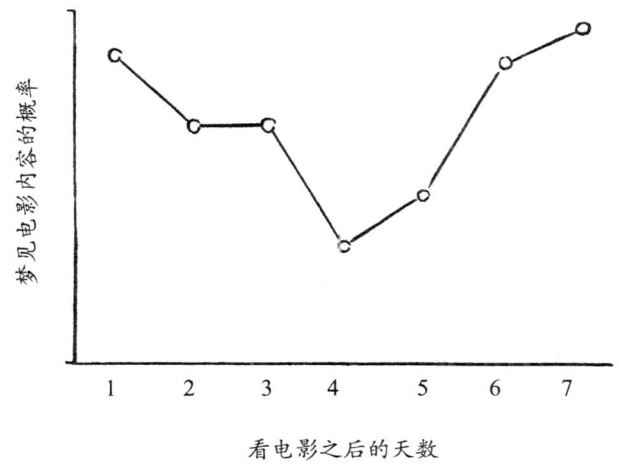

图 20　看电影后的梦境延迟效应

因此，某段经历在发生的当晚进入梦境，这种情况十分常见（如果我今天遭遇了车祸，那我晚上很可能会梦见它）。接下来几天里再次梦见的概率会下降，事件发生后第三天到第五天你几乎不会再次梦见它。但奇怪的是，到了第六天和第七天晚上，你梦见它的概率又会上升。到底怎么回事？为什么事后第三天到第五天梦见它的概率低于第六天到第七天？这可能是因为记忆需要巩固。在这一阶段，你可能无法调取这段记忆，因为大脑正以某种方式对它进行处理，所以它"下架"了。值得注意的是，这种效应只适用于报告生动梦境的人群，而且只适用于 REM 阶段的梦境。和大部分研究一样，梦境延迟效应带来的问题比它解决的问题还多。

我们在夜晚的不同阶段为什么会做不同类型的梦？

并不是所有的梦都一样。每个人都知道美梦和噩梦的区别，不过我们一般不会注意到，有的梦更有逻辑、结构更清晰，而另一些梦更混乱。有的梦栩栩如生，你很难说服自己那不是真的，而有的梦却模糊不清。有的梦十分零散，主题跳跃很快，而有的梦更像一个条理分明的故事。最近的分析提出，这样的区别绝非偶然，正好相反，这可能是大脑不同生理状态的产物，海马体和新皮质之类的区域在不同的睡眠阶段激活程度不同，于是带来了各种类型的梦。

所有阶段的睡眠都会做梦，不过随着夜越来越深，梦似乎也变得越来越碎片化。大体来说，梦是已有体验的混乱组合。如上所述，梦里有各种无联系的记忆碎片：我们去过的地方，见过的面孔，一定程度上熟悉的情景。这些碎片可能会组合成半无序的混乱梦境，也可能以更真实、更有逻辑的方式构建梦境。和 REM 阶段的梦相比，非 REM 阶段的梦倾向于更短、更有序，而且常常与当天发生的事情有关。前半夜 REM 阶段的梦通常也会反映近期的记忆，不过比非 REM 阶段的梦更零散；与之相反，后半夜 REM 阶段的梦一般更混乱、更不连贯。

只要思考一下这些记忆碎片来自哪里、如何联系在一起，也许就能解释前半夜和后半夜的梦为何有所不同。我们认为一段情节中的各种元素存储在新皮质中，不过要形成完整的表现，不一定要把这些元素联系在一起。比如说，你昨晚吃晚餐的记忆包括特定的地方、特定的声音、特定的举动，甚至可能包括当时在场的其他人，这些信息中的每一项由新皮质不同的区域负责表现。虽然这些信息结合起来是一段完整的记忆，但新皮质各区域可能不会建立直接联系，而是由海马体追踪信息之间的关系，形成正确的连接，至少在记忆相对较新的阶段是这样。但是，睡眠期间新皮质与海马体之间的通讯会受到干扰，所以这一过程也会受到干扰。REM 睡眠阶段中，参与造梦的海马体和新皮质相应区域都相当活跃——但似乎并未彼此通讯。新皮质的响应是独立发生的，而不是由海马体的输入信号诱发，所以表现为记忆碎片，而非多感并用的有逻辑的梦境。从本质上说，REM 阶段中，如果存储在新皮质中的记忆被提取出来或是被激活，它们会保持碎片状态，不会组合各方面信息形成完整的情节式重播。这些碎片的组合方式不同于你清醒状态下（或非 REM 阶段中）回忆起它们的方式。比如说，昨晚你在某个地点用餐、当时出现了某人，皮质中的这两条信息可能都会被激活，但它们不一定联系在一起，而且可能与"吃晚餐"、"进食"之类的概念完全无关。取而代之的是，看似毫无关系的角色和事件可能会与地点的记忆一同激活。这种情况可能是压力激素皮质醇引发的。整个夜晚皮质醇水平稳步上升，高皮质醇水平会阻断海马体和新皮质之间的通讯，拂晓时皮质醇浓度最高，这也许能从生理角度解释后半夜（拂晓）的梦为何不连贯。

我们明确地知道，梦不光会重播记忆碎片，还会利用已有的记忆和知识构建出全新的、高创造性的混合内容，虽然我们并不清楚其中的原因。这一过程孕育了文学、艺术和科学领域的累累硕果，比如玛丽·雪莱（Mary Shelley）的《弗兰肯斯坦》、苯的分子式以及灯泡的发明。梦中创新的好例子是一项针对 35 位专业音乐家的研究，结果表明，他们在梦中听到的音乐比普通人多，而且梦中的音乐有很大一部分（28%）他们在清醒时从未听过。他们在梦里创造出了新音乐！

虽然我们不太明白梦如何组合各种材料完成创新，

但有一点似乎很清晰：睡眠中的大脑以某种方式摆脱了束缚，自由地创造出一连串的连接。这不光有益于创作，人们还认为它能提高洞察力、促进问题的解决，甚至对新信息的整合（见第 8 章）也有重要作用。事实上，这种有益的横向思维可能正是我们做梦的真正原因。它的价值如此之高，理所当然会在自然选择中胜出，从而留存下来。

梦的遗忘

虽然梦有关键的作用，而且梦对于记忆巩固的确很重要，但是，在你醒来后不久，大部分梦似乎会很快消失。事实上，我们忘记梦可能有生理原因。我们清醒的时候，海马体会监控新皮质的活动，持续追踪新皮质中所有重大的神经性事件，综合各元素并记住它们（最关键的一点）。而在我们睡着以后，这一模式会发生变化，因为对于来自新皮质的输入信号，海马体的敏感度会大幅下降。这意味着皮质活动不会像清醒时那样被记录下来，所以我们梦里出现的情节、主题和故事并未刻入脑海。因此，生理学上的无联系激发让我们构建出梦中的混乱片段和情节，同样也让我们在醒来后把它们统统忘掉。仔细想想，这样的无联系可能是为了适应环境，如果我们总是把梦记得很牢，那我们很可能把梦和现实弄混，导致混乱。

当然，这种故意的遗忘并不是一直有效。如果它从不失误，你就不会跑来读这本关于梦的书，因为你根本不会知道自己做过梦。我们不清楚这种遗忘为何只是部分起效，但这种不完整的遗忘模式表明，睡眠期间海马体和新皮质之间的通讯并未彻底被切断——只是变慢了或者降级（想想网速慢的时候）了，所以新皮质中部分较强的刺激最终仍能进入海马体，然后被我们记住。这也能解释我们记得的梦为何总是情绪化的：情绪性的刺激更强，这也许有助于它渗入海马体，哪怕这时候"网速"很慢（连接受限）。

梦是一种记忆重播吗？

情绪化的梦为什么更容易被记住，可能还有另一种与记忆重播有关的解释。我们已经知道睡眠期间无意识的记忆重播有利于巩固记忆，那么，梦会不会是类似的一种有意识的重播？这个想法太迷人了，实在无法忽视。虽然记忆重播不太可能都以梦的方式浮出水面，但可能有一小部分（冰山一角）重播会表现为梦。研究者们验证了这一想法，他们记录了受试者报告的梦的内容，也测试了同一阶段受试者得到提高的记忆，然后检查二者之间的关系。尤其是，研究者还比较了那些梦见新习得技能（例如探索迷宫）的人和没梦见的人，看他们睡过一夜之后该技能是否会提高更多。[13] 虽然现在就说梦是记忆的重播为时尚早，但目前的数据已经提供了一些支持。这类研究有个问题，人们会忘记自己做的梦，所以研究者必须扩大受试者范围，才能从很多人里找到足够数量的"记梦者"。最新的一轮实验中，研究者尝试尽量选取情绪性的实验题材，好让受试者更容易记住。比如说，早前的研究给受试者在电脑上玩的 3D 迷宫相对比较无聊，而现在，受试者在交互式视频迷宫中体会争分夺秒逃命的感觉，每个角落都可能有怪物突然跳出来，而且屏幕角落一直有提示，告诉你迷宫尽头的奖励每分每秒都在减少。这样的内容更容易进入梦境（和记忆），不过我们还不清楚梦见这些内容和醒来后的记忆有何关系。

小　结

本章介绍了梦生理性的一面，它是与特定大脑活动模式有关的物理响应。我们提到了激活—整合假说，该假说认为梦是一种副现象，做梦的原因是脑干中的混乱活动诱发皮质神经细胞随机激发；我们还介绍了另一种假说，该假说认为梦的来源其实是大脑更具思考力的区域，例如前扣带回。我们看到，腹内侧前额叶皮质受损会让人不再做梦，可能是因为穿过该区域的多巴胺奖励系统对造梦十分关键。我们还探讨了梦可能有的几种作用，粗略了解了威胁模拟假说、情绪调整假说和记忆重播假说。特别是在记忆这方面，我们看到，在你学习某些知识之后，有一个阶段这段记忆出现在梦中的概率较小，人们认为这反映了记忆逐步巩固的过程，该过程中记忆会暂时"下架"。最后，我们回顾了梦可能对巩固记忆意义重大的观点，因为它可能是记忆重播的表现；我们发现，前半夜的记忆重播更完整，后半夜的则完全是碎片，可能是因为此时海马体和新皮质之间的联系受限。

下一章我们将从另一个角度探讨记忆巩固，思考睡眠如何帮助我们从庞杂的信息中提炼出通用性的原理（或者"要点"），从而促进整体知识体系和创新性联系的构建，并辅助我们做出推断。

8

睡眠，语义和思想

Sleep, Semantics, and the Mind

睡眠，尤其是睡眠中重叠性的记忆重播，它的效果让人印象深刻，但这里还有更深层次的潜台词。

睡眠自有其价值，通常情况下，在你将问题归类为"没法解决"之前，不妨给它一次机会（比如睡上一两晚再说）。

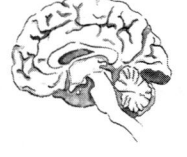

老妈总是告诉我们，理解不了某些东西、难以做出某个决定或是不开心的时候，你应该睡一觉，等你醒了，大部分烦恼就消失了。这种过度消极的建议听起来或许很讨厌，不过在我们年少的时候，试过一次多半就会知道，睡眠果然是久经考验的解决问题的良方。在被子里蜷缩起来感觉更像是逃避，完全不够积极，不过要解决任何问题，睡觉可能真是最积极的方式之一。

睡眠会使记忆得到强化

我们来详细剖析一下。虽然睡觉时我们不会有意识地思考面临的难题，但有充分的证据表明，我们的大脑的确在努力解决它。在第 1 章中我们看到，睡一觉之后一些简单的技巧会得到提高，比如以特定的顺序按键或是骑自行车。一些更标准的记忆——例如回忆早餐吃了什么，昨天做了什么，或者（在实验中）见过的一组图片或词语——也能通过睡眠得到提高，如果同样的时间段里你一直保持清醒，记忆的效果不如睡一觉好。哪怕打个盹（有时候只有 6 分钟）都有利于记忆。显然，睡眠对记忆的确有作用，某些类型的记忆睡过以后反而更清晰，这意味着睡眠对记忆的作用不仅仅是消极的保护（比如说，预防记忆被破坏、被重写或是被其他信息混淆），取而代之的是，睡眠似乎能以某种方式积极地处理记忆，从而使记忆得到显著强化。要是你读过第 5 章和第 7 章，这个结论你应该不陌生，而且你应该还知道，睡眠中大脑会定期清除可能干扰记忆的背景噪声，睡眠期间记忆还会以某种方式重播、强化。

睡觉时我们的记忆会得到显著强化，但是，这一事实并不能解释我们最终为何会将老妈"睡一觉"的消极建议奉为解决难题的金句。强化独立事件的记忆怎么会降低解决问题的难度？答案是这样的，睡眠不仅能强化单个记忆，它的作用远远不止于此。

睡眠与整合信息、提取规律

整合新老信息的复杂过程、从大量事件中提取一般性准则或规律的过程都和睡眠有关，睡眠还能帮助我们根据已有信息预估未来。

举个例子，参加过几次孩子的生日聚会后，你最终会发现这些事件中几乎总会有蛋糕、礼物和很多（希望是快乐的）孩子。聚会的其他方面可能各有不同，例如氦气球、小丑、特定的人、聚会地点，但最常见的共性会提供一个框架，让你形成一个心理意象：生日聚会应该是什么样的。一旦形成了基本意象，要往上面添加相对少见的特性（比如说，有的生日聚会是在游泳池边举行的）就容易多了，包括这些特性出现的概率（例如，你们的镇子里在泳池边举行的聚会大约有 10%）和伴随这些特性的其他特征（在游泳池边举行的聚会有 75% 的概率出现西瓜）。聚会的核心特征、出现的概率、伴有其他什么特征，知道了这一切，要预估以后的聚会就容易得多了——同时也更容易解决一些头疼的问题，比如说要不要带防晒霜，该买什么样的礼物，诸如此类。

越来越多的证据表明，睡眠有助于我们创造出上述模式化的意象。这种意象的创建过程相当复杂，所以正式的研究倾向于将之分解为特定的步骤。比如说，大脑会将完全不同的信息碎片整合为统一的整体，某些实验致力于研究睡眠在这一过程中扮演的角色，而有的实验着眼点是睡眠如何促进新旧知识的整合，还有一些特别有野心的研究者甚至主张睡眠促进创造性及洞察力，因为它有助于在看似毫不相关的想法或概念之间建立联系（比如说你可能会意识到，温带地区的人夏天举行泳池聚会的概率较大，而热带地区的人可能一年到头都会搞泳池聚会）。大脑会提取多次记忆中反复出现的特殊元素（礼物、蛋糕、快乐的孩子）来形成基本的知识框架以做参考，更专注于认知框架建立过程的研究会探查睡眠在这一萃取过程中的角色。科学地说，我们倾向于把这个提取共性的过程称为"抽象"。以这种方式抽象出来的认知框架（或者说蓝本）

让我们得以形成自己的知识并有效地预估未来（比如和生日聚会有关的事情）。睡眠怎么可能影响这种认知框架的构建过程？我们进一步来看。

睡眠能促使独立的记忆以某种方式融合，让你看到更全面的图景，这一设想最明晰的证据也许来自一项利用传递性推理完成的研究。[1] 该研究中，实验者将一套抽象图片随机标注为 A、B、C、D、E 和 F。根据这些标签（除此以外没有其他任何因素），所有图片分层为：A>B>C>D>E>F。不过，受试者既不知道标签的存在，也不知道这些层次。截至此时，他们看不出图片之间有任何特别的相关性；然后，向受试者出示成对的图片，告诉他其中总有一张 >（大于）另一张（比如说，A>B，B>C，C>D，D>E，E>F）。所有图片对总是来自相邻的组别，所以，哪怕受试者记住了所有图片，也必须通过认知跳跃才能意识到 B>D，或者 C>F。训练结束以后，研究者对受试者进行测量，看他们是否完成了这种推理；结果表明，比起训练后一直保持清醒的受试者，花同样时间睡觉的受试者完成的认知跳跃要成功得多。看起来似乎是睡眠以某种方式帮助他们整合了这些碎片，根据图片的性质创造出了一套整体意象。

另一项研究以解决问题的洞察力为考察对象，结果进一步证明了睡眠有助于我们从重复性的经验中提取共性。[2] 研究者要求受试者解答一道数学题，做题过程中需要反复使用同一条规则，以递归的方式解答一系列嵌套方程，得出最后的答案。但研究者并没有告诉他们，第二个递归方程的答案就是整个问题的最终答案（图 21）。一旦受试者意识到这一点，就可能跳过大量递归运算，直接得出答案。睡过一夜之后，大约半数的受试者解答递归方程的速度提高了；另一半人的速度没有提高，但有趣的是，这批"慢性子"更倾向于演绎出规则，甩开枯燥的反复解答，最终大幅提高自己整体的解题速度。有了对大局的洞察力，这部分受试者只需要解开前两个方程就能直接得出答案。该研究的有趣之处不光是人类在此类任务中的表现会提高，而且还有另一点：他们提高的方式有两种——更快地解方程，或是整合已有信息、找到捷径。这两个过程似乎是互斥的，因为研究中只有"慢性子"那组才倾向于找到捷径。

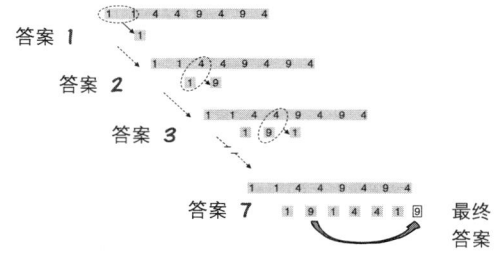

图 21　数字约简任务

一项相关实验探查了睡眠对创造性的影响，方式是要求受试者解答字谜。[3] 比如说，出示三个词：十六、心、牙齿，然后让受试者找出哪个词语与以上三个词都有联系（在这个例子里，"甜"就是个好答案）。小睡 90 分钟后，受试者解答这类问题的能力显著提高，而且这样的优势只出现在小睡期间经历了 REM 阶段的受试者身上。综合上一段提到的数学递归问题实验，这意味着睡眠可能以某种方式帮助了我们在关系松散的概念之间建立联系，比如说数学问题中的共通模式，以及"甜"与三个谜面词之间的关系（甜—蛀牙，甜—心，甜 [蜜的]—十六岁 [①]）。

　　睡眠允许大脑进行此类综合性思考，更清晰的支持来自另一些研究，研究内容是直接寻找证据来证明睡眠有助于整合关系松散的信息。[4] 比如说，教给受试者一系列日语字符的含义，每个字符中都有一个小小的象形元素，名叫字根，这意味着该字符的意义属于某个特定范畴。然后，向受试者出示一个新的（没有学过的）字符，其中包含同样的字根，然后让他从四个答案中选择该字符的可能含义（图 22）。最后，向受试者单独出示字根，让他说出这个字根代表的含义。由于最初教授字符时并未专门指出字根，所以这项实验要求受试者整合多个信息（属于同一意义范畴的几个字符，此处的字符都属于"水"的范畴），抽象出其中的共性（几个字符中都有的这个元素代

---

① 这种关系来源于英文中的三个说法："sweet teeth""sweet heart"和"sweet sixteen"。——译者注

表该字符属于"水"的范畴）。睡过一觉之后，受试者在
这类复杂抽象任务中的表现会大幅提高。

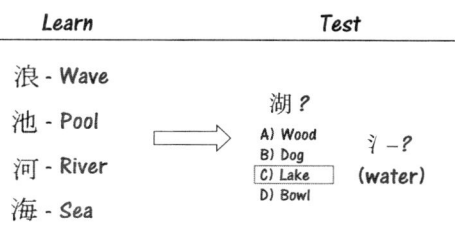

图 22　日语字符任务

还有另一些任务能验证睡眠有助于提炼普遍性规则，
任务要求受试者在一套按概率排列的信息中总结规律。[5]
举个例子，让受试者连续听几分钟按概率排列的音调序列
（A 声调后面有 90% 的概率是 B 声调，B 声调后面有 90%
的几率是 C 声调，诸如此类）；睡过一夜之后，受试者能
更好地区分按照同样概率规律排列的音调片段和完全随机
排列的片段。事实上，一夜之后，他们辨认有规律序列的
能力大幅提高了。

综上所述，这些实验表明，要整合来自多个源头的
信息，睡眠很重要。睡眠帮助我们归纳统计共性，得出普
遍性规则，把新形成的记忆和老的知识体系整合到一起，
根据一系列相互关联的片段拼出全局。但睡眠是如何促进
这些过程的？这个问题还没有完全解决，但已经至少有了
一个可能的解释。

2011 年，我和同事西蒙·达兰特（Simon Durrant，就职于林肯大学）一起建立了信息重叠抽象（iOtA）模型，试图说明慢波睡眠阶段的记忆重播和突触削减（又叫突触动态平衡，见第 5 章）如何解释上述所有现象。[6]这套模型的基本原理十分简单：在同一时间段，如果重播的记忆超过一个，那么这些记忆共同涉及（"重叠"）的神经细胞激活程度强于其他神经细胞（图 23）。

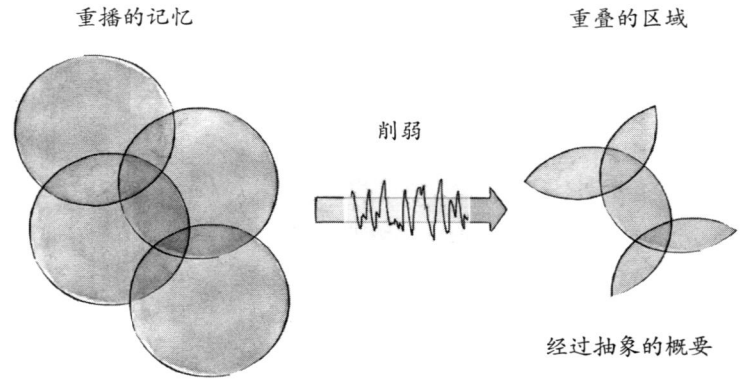

图 23　信息重叠抽象（iOtA）模型

这意味着，假如你重播了两个或三个生日聚会的记忆，所有聚会都有蛋糕、礼物和气球，但每个聚会的地点不一样，客人也不一样，那么，记录蛋糕、礼物和气球的神经细胞给出的响应比记录聚会地点和客人的神经细胞给出的响应要强。此外，根据通用性准则"一起开过火的神经细胞就绑到了一起"（见第 3 章），代表蛋糕、礼物和气球的神经细胞之间会形成更强的联系，强于其他相关记忆之间的联系，比如说某个特定的小寿星和她的礼物（或者她聚会上的客人）之间的联系（图24）。这些强化都很重要，因为这意味着在随后的突触削弱中，得到重叠强化的信息可能是唯一保留下来的东西。事实上，整晚睡眠中有许多记忆会重播，某个特定意象（比如说生日蛋糕）或意象对

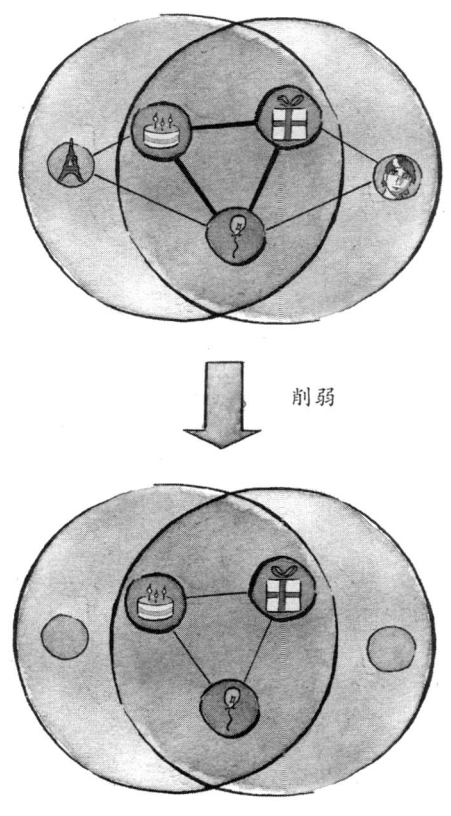

图24　削弱过程中，只有多个
记忆里共同存在的元素才会被保留下来

（蛋糕和礼物）被重复激发的次数越多，那这方面的记忆就越有可能留存下来。

iOtA 模型如何解释前面提到的整合能力和解决问题的能力？日文字符任务很容易解释这一点，因为该任务要求受试者学习了解某个特定字根总与某个特定概念（比如说，上面的例子里是"水"）相关。在慢波睡眠阶段，如果这几个不同字符的记忆意象同时重播，那它们都会激发"水"的字根和意象，所以这二者之间的联系会被加强。如果这种情况发生得够多，那么哪怕你忘记了那几个字符，字根与意象之间的联系仍会被保留下来。这个规律同样适用于计算任务：每道计算题都能走捷径，那么只需要重播其中几个，它们的共性同样会得到强化。传递性推理任务（A>B>C，以此类推）也能通过这种方法得到解释，任务中建立起的一系列联系最终会构建成完整的序列层次。这意味着在你的意识中，B>C 这样的组合不再是独立存在的，因为 B 联系着 A，而 C 联系着 D，D 又联系着 E，以此类推。统计学习任务给 iOtA 模型带来的挑战要大那么一点。要习得该任务的统计学特性，我们不光需要记住简单的联系——还需要学习了解这种联系出现的概率。这意味着你的大脑要一直跟踪某个音调之后有多大概率出现另一个音调——比如 A 后面是 B——这需要你从各次记忆重播中得出平均数。iOtA 模型目前还不能解释这种平均统计如何完成，但我们却不难发现为什么会出现这种平均统计。

睡眠，尤其是睡眠中重叠性的记忆重播，它的效果让人印象深刻，但这里还有更深层次的潜台词。

你意识到"生日聚会"与"蛋糕"、"礼物"和"气球"有关，这意味着一个新的语义性（或者说概念性）知识诞生了。语义性知识是关于世界的常识，包括其内部各元素之间的关系。语义性知识的经典案例是你知道天是蓝的，巴黎是法国首都，而在我们这里，就是生日聚会一般会有蛋糕、礼物和气球。迷人的是，虽然我们都有这些常识，但我们不会记得自己是在哪里学到这些东西的。事实上，要是你记得这类知识的原始来源，那它就不能被看做语义性知识。受到特定脑损伤或脑萎缩（例如语义性痴呆）的患者会出现语义性知识退化，如果病情足够恶劣，患者的日常生活可能受到严重影响。在初期阶段，这样的损伤经常会让患者难以找到合适的词语来表达自己的意愿；更糟糕的是，语义性痴呆患者很容易糊涂，他们难以完成哪怕很简单的任务，例如泡一杯茶（比如说，他们可能忘记烧水，忘记用茶包，或者弄混各种东西，把牛奶当成水倒进壶里煮或是把盐当成糖）。

对于我们所做的一切事情，语义性知识都至关重要，但是，科学家们对它的形成机制却没有太多的了解。记忆理论普遍认为独立经验的表征会随时间发展，通过新皮质中反复的重播过程，最终与你脑子里已有的知识结合在一起。iOtA 模型提出的解释扩展了这些理论：睡眠中的记忆重播构建了语义性记忆的基石，同时帮助整合新记忆融入旧知识体系。

小 结

遇到麻烦事儿的时候睡上一觉真的有助于解决问题吗？我们这里提到的（iOtA 模型能解释的）整合和抽象也许无法帮助你解决生活中的所有问题——但睡眠自有其价值，通常情况下，在你将问题归类为"没法解决"之前，不妨给它一次机会（比如睡上一两晚再说）。我们为何最终会把老妈的"睡一觉"奉为金句，本章的内容初步解释了这一点——但睡眠为何会有这么神奇的效果，准确的原因仍有待探索。

9

情绪记忆和睡眠

Emotional Memories and Sleep

睡眠不但会加强重要事件的记忆，可能还会削减次要事件，以便腾出空间和资源。

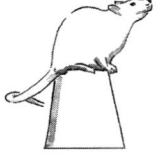

记忆并非生而平等。在我们的记忆中，情绪丰富的事件比日常的普通事件清晰得多。从演化的角度来看很好理解，因为引发强烈情绪的事通常比其他事重要得多。被喜欢的人亲吻，吃了某种蘑菇然后生病，或是朋友给你的美味冰淇淋的名字，这样的事情你最好都记住。从另一方面来说，很多日常的琐碎事务——比如说早餐吃了什么，钥匙放哪儿了，或者自行车停哪儿了，重要程度要弱得多（虽然有时候——找不到钥匙或是自行车的时候——你会发现这些事儿其实很重要）。

情绪记忆比其他记忆深刻，这并非偶然。事实上，演化心理学家提出，情绪只不过是标识重要事件的一种机制，旨在确保这些事件在记忆产生机制中得到优先权，从而更可能被牢牢记住。如果原始人不优先记住哪些食物可以给婴儿吃、什么样的狩猎技巧能成功杀死猎物、老虎喜欢在哪里出没，那他大概活不了多久。记住重要信息是生死攸关的大事，情绪就是贴在重要事件上的标签。身体和大脑响应情绪的方式影响事件在记忆中留下第一个印记的方式，还会影响事件在记忆中随时间演化的过程。

情绪和杏仁体

情绪信号进入大脑后，第一个做出反应的是杏仁体。杏仁体有两个，每个大脑半球中各一个，位于耳朵上方，离头皮只有几厘米。对于带威胁性的或是不愉快的刺激（比如说吓人的图片或是讨厌的电刺激——科学家们研究负面或可怕的情绪时喜欢用这种玩意儿），杏仁体中的神经细胞会给出强响应。杏仁体的响应速度非常快——事实上在你意识到害怕之前，它已经做出了响应——而且一般情况下，无论你是否注意到了这条不愉快的信息，它都会做出响应。杏仁体中的神经细胞回过头联系大脑感觉区域，比如说负责处理视觉、听觉和触觉信息的区域（还有其他许多区域），快速响应意味着杏仁体能够"调高这些区域的音量"，让我们的感觉变得更灵敏、更准确，以便探查威胁源。

杏仁体影响的不仅仅是感觉区域的神经活动，它还连接着海马体，你应该记得，这里是新记忆形成的中枢。杏仁体对海马体的刺激如何引发更强的记忆表征，具体的机制我们还不清楚，但它的影响确实存在。比如说，如果杏仁体通往海马体的神经连接被阻断（最常见于铁石心肠的科学家用药物阻塞二者之间的通讯受体时），情绪记忆的优先权就消失了——它们被铭记的程度变得和日常琐事差不多。举个例子，这可能意味着在你的记忆中，初吻的记忆和第一次吃金枪鱼、第一次穿某双普通的鞋子差不多。

如果杏仁体受到损伤，或者表现异常，那可能带来许多副作用。比如说，如果杏仁体对危险情况不做响应，那你的冒险偏好会远大于平常。最佳案例是极限运动员——定向跳伞运动员（从悬崖或摩天大楼顶上跳伞的勇士），极限滑雪运动员，诸如此类。比较一下那些胆大包天的人和我们这些凡夫俗子的大脑，结果显示，他们的杏仁体响应与我们截然不同。如果发现自己处于危险环境下，宅男宅女神经细胞的敏感度会提高，而极限运动员不会。恰恰相反，他们大脑中与愉悦、奖励有关的区域有时候还会忙碌起来。你可能已经想到了，这样的神经响应提供了清晰的生理学证据：那些勇敢的运动员不但无畏（例如杏仁体无响应），而且还很享受危险（与奖励有关的区域被激活）。如果这些数据可靠（这一点相当不确定，因为参与研究的只有少量极限跳伞运动员），那我们又往前走了一大步，也许能够解释极限运动员为什么会一次又一次回到悬崖、瀑布、雪山之巅，哪怕他们在那里受过伤或是有过糟糕的经历。

杏仁体受损的另一个常见副作用是无法识别他人面部表情中的情绪信号。这方面有问题的患者尤其难以识别恐惧或威胁性的表情。听起来似乎不是个大问题，但在你与他人的互动中，表情流露的线索其实相当重要。比如说，如果某人正在威胁你，那你肯定还是知道比较好吧。

同样地，如果某个东西吓到了你周围的人，那你最好能意识到他们害怕。尤其是考虑到你自己的恐惧响应还不那么灵光，别人的表情提供的线索也许是唯一能让你逃出生天的东西，免得你变成一顿美餐（或者纤维食品——具体取决于你的体脂指数）！

记忆巩固和情绪记忆

当然，记忆并不是把发生过的事情刻成永不更改的光盘。这个事实听起来很可怕：记忆是灵活可变的，它会随时间而演化。情绪记忆的特别之处是，随着时间流逝，它相对于普通记忆的优势会越来越强。

杏仁体不光控制着情绪事件首次刻入记忆的过程，还会影响它随后的演化轨迹，这一点相当清晰，至少在那些害怕极限运动的人身上是这样。研究表明，如果在事件发生后以人工方式操控杏仁体的响应，那么随后该事件被记忆的程度会受到影响。比如说，在你的初吻发生 10 分钟后，给你注射某些药物刺激或抑制杏仁体活动，那么这段记忆的深刻程度会大大减弱，虽然它原本是一段强情绪记忆。悲伤的是，如果在这类强情绪记忆形成后立刻阻断杏仁体和海马体之间的联系，那这段记忆被遗忘的速度会变得跟普通乏味的日常事件一样（再回想一下你第一次吃金枪鱼，第一次穿某双烦人的鞋子）。这套系统很有用，因为它意味着某件事情发生后你产生的情绪反应会影响你对它的记忆程度。我们继续以原始人为例，成功狩猎之后的美餐为什么会影响他们对狩猎技巧的记忆程度，现在回头去看，原因应该很明显了。此类情绪记忆一旦形成，我们尚不清楚它是否能被轻易重写。所以在很久很久以后，你也许还记得当时的狩猎技巧，哪怕它已经不再有用了。从另一方面来说，如果后来你用同样的技巧却失败了很多次，那这段记忆就会逐步和失败联系起来，而非成功。

记忆巩固，或者说记忆演化——你第一次记住这件事和你再次回想起它之间的过程——的这个特性让我们再次回到睡眠的话题。带有情绪的记忆不光比其他记忆更牢固，它被睡眠保护的程度也更高。这不是说你睡过一觉后情绪记忆一定会变得更清晰，而是说睡眠过程中它被遗忘的概率更小。在现实中，你对初吻的记忆可能历经十年仍清晰如昨日，但其他普通的记忆（比如吃金枪鱼）很可能已被彻底遗忘。

科学家认为，情绪记忆的这种优先强化或保护效应相当脆弱。这意味着，在一些实验中我们完全没有找到任何优先强化效应，这部分实验所占的比例让人沮丧（但欣慰的是比例的绝对值不大）。在另一些（同样沮丧的）实验中，优先强化仅出现在一些较弱的记忆中，这可能是因为在记忆巩固过程中，较强的记忆无需强化也能保存下来。但是，只要有这种效应存在，情绪记忆的优势就毋庸置疑：让受试者阅读一个关于谋杀儿童的负面故事，然后将他们分为两组，允许其中一组睡觉（实验组），而另一组则保持清醒（对照组），结果显示，哪怕在四年之后，实验组留下的负面记忆也远比对照组深刻。[1]

那么，睡眠期间是什么保护了情绪记忆？真正的答案是：我们也不知道。我们有理由期望睡眠期间情绪记忆会像其他记忆一样被激活、重播，这样的重播会改变情绪记忆铭刻在大脑中的方式，辅助优先强化。有充分的线索显示，REM睡眠对这一过程很重要。首先，后半夜REM睡眠所占比例较多，这个时间段的睡眠似乎会引发情绪记忆的优先强化；而前半夜几乎没有REM睡眠，看起来似乎对优先强化并不重要。此外，REM阶段中所有神经细胞常常按照特定的频率（叫做 θ 带，频率为4—8Hz）激发。根据某个REM阶段中这种神经活动的剧烈程度，可以预估情绪记忆被强化的程度，所以更多的 θ 带活动似乎意味着更多专门针对情绪记忆的强化。有趣的是，REM阶段中杏仁体和海马体多多少少都有点异常，它们的神经活动比清醒时剧烈得多。此外，这种剧烈的神经活动（ θ 带振荡）中有一部分的频率是锁相的，也就是说，杏仁体和海马体中的神经细胞基本是同时激发的，这种激发方式仅见于大脑在清醒状态下真正回忆某些经历的时候。我们很难彻底搞清这种现象的含义，不过大部分神经学家认为，两个紧密联系的大脑区域协同激发意味着它们正在协同工作。我们知道，情绪记忆被写入海马体（和上面提过的清醒状态下回忆起某事的情况相似）的时候和你回想起这些记忆的时候，杏仁体和海马体都会协同工作；所以它们在 REM 阶段协同激发，意味着在你睡觉的时候，它们在以某种方式处理这些记忆的神经表征。虽然还需要进一步研究，但我大胆猜测，杏仁体和海马体的频繁通讯发生于 REM 阶段情绪记忆重播的时刻，这种通讯对情绪的处理过程有着至关重要的作用。两个大脑区域之间的密集通讯应该能让情绪记忆得到优先强化，还常常导致杏仁体产生更强的响应和连通性，于是在睡醒以后，情绪素材被记住以后，我们常常观察到更好的回忆效果。

抑制普通记忆？

睡眠给情绪记忆开的小灶不仅仅是强化或保护重要事件。有证据显示，睡眠其实有很强的歧视性，它会强化某些记忆，同时还会忽略甚至主动抑制另一些记忆。从这个角度考虑，睡眠中的神经过程实际上是个斡旋的过程，协调情绪记忆和相对不重要（或者说不太起眼）的记忆。比如说，你可以想象一下，如果你被一个持枪歹徒抢劫，这个事件中你看到的某些东西是重要的——比如他手里的枪，他用枪指着你的方式，你找到的逃跑路线，诸如此类。你很可能会记得这些东西。而事件中的另一些细节，例如周围建筑物的颜色，背景音，你站在什么树的树荫下，或者远处有谁经过，这些就没那么重要了，一开始你就不太可能腾出海马体中的空间记录这些东西。这就是"武器聚焦效应"：你会记得某个场景中最重要或是最显眼的东西，忘记（或者根本就没注意到）不那么重要的细节。

有一项武器聚焦效应的早期研究，两组受试者以为自己参与的是一般性的记忆实验，但实际上，实验场景相当戏剧化。一组志愿者（对照组）坐在一间等待室里，他们无意间听到了一场热烈的讨论，然后看到一个男人握着油性笔离开。另一组志愿者（实验组）坐在同一个等待室里，但他们听到的不是讨论，而是激烈的争执，伴随着家具被扔出去的声音，然后，他们看见一个男人握着带血的开信刀离开。在接下来的照片识别中，对照组准确识别"嫌犯"的概率高于实验组（他们正确识别男人面孔的比例分别是 49% 和 33%）。[2]

武器聚焦效应真正有趣的地方不是人们记得武器的细节——这是理所应当的——而是他们对其他细节的记忆力会变差。这是因为资源有限——我们没法注意到场景里的所有东西，也没法巩固、保存看到的所有东西。如果某些东西真的很重要，我们会对它投入很大一部分资源，所以重要性相对较弱的东西被记住的概率就变小了。

迷人的是，记忆似乎会促进这种调整。有的情绪记忆中既有吸引注意力的核心元素，也有较平凡的外围元素（比如说，一张车祸现场的照片，背景是普通的郊区街道），对这样的记忆进行研究，结果表明，睡眠会促成这种倾斜。人们睡醒以后，不但车祸的记忆变得更清晰，认出背景街道的概率也变低了。看起来似乎是这样的，睡眠不但会加强重要事件的记忆，可能还会削减次要事件，以便腾出空间和资源。这种现象背后的机制是什么，我们可以从突触动态平衡假说（见第 5 章）的角度思考。睡眠期间的突触削减不光是从物理层面减少连接，还很可能会"剪掉"不想要的记忆——车祸现场平凡无奇的背景街道大概就属于这个范畴。所以，慢波睡眠中突触大幅削弱，应该与此类无用记忆的清除有关，因为它只是影响记忆的"噪声"。

目的性和睡眠

睡眠中某段记忆是被加强还是被削弱，决定因素不仅仅是情绪。单纯地相信某事的重要性（比如说，你知道第二天会接受测试）似乎会极大地影响睡眠中的记忆巩固。在一项研究中，科学家把受试者分为两组，分别让他们学习两套信息，比如说，两份不同的单词对。一组受试者（实验组）被告知第二天会测试他们学到的东西，而另一组（对照组）未被告知。当然，实际上两组受试者都会接受测试，但一夜之后，知道自己会接受测试的受试者取得了更好的成绩。在被告知会接受测试以后，受试者不光是特定记忆得到了改善，而且，从学习新知识到接受测试，他们在这个时间段中睡眠的某些特性会预示此种改善，例如慢波睡眠的持续时间和睡眠梭形波（频率为10—15Hz 的高频波，在第 1 章中，我们曾将它比作孩子跳入湖泊激起的短暂涟漪）。相反的是，对照组的睡眠模式与他们在测试时的表现无关。这个名为"检索期望"的小把戏对几种类型的记忆有效，包括弹手指和物体位置之类的记忆。[3] 另一项研究显示了与此类似的影响，给受试者一串单词，要求他们记住其中几个，忘掉其余的。让他们小睡 90 分钟，然后进行测试，结果显示，只对于那些被要求记住的单词受试者表现出了记忆改善，而且这种改善可通过睡眠梭形波预估。[4]

总的来说，记忆巩固过程（包括睡眠）似乎会选择性地锁定看似重要的信息。当事人能够有意识地决定信息的重要性，给事件贴上情绪标签、知道该信息很重要或是以后会用到，这二者都会影响大脑对重要性的判断。

REM 睡眠、抑郁和情绪记忆

有趣（也可能让人不快）的是，深受抑郁困扰的人似乎比正常人享有更多的 REM 睡眠。看起来 REM 睡眠会保护负面记忆。对正面记忆的研究不多，不过根据已有的成果，正面记忆几乎没有展现出类似的被保护效果。所以，就算睡眠会选择性地保护正面记忆，那保护的程度也比不上负面记忆。既然 REM 阶段会选择性地强化坏事的记忆，快乐（或者至少是中性）的想法却很快枯萎，那么，过多的 REM 睡眠会不会导致抑郁恶化——或者至少让人陷入情绪低落的循环？

许多抗抑郁药会抑制 REM 睡眠——这种机制可能有助于对抗抑郁。这种药物一般是 SSRI（选择性血清素再吸收抑制剂），它们的作用正如其名：抑制突触对外部血清素的吸收，增加突触外血清素浓度。当然，血清素是一种让你"感觉良好"的神经递质，所以血清素浓度升高会让你的心情变好。富集的血清素还会抑制引发 REM 状态的神经细胞，从而减少 REM 睡眠（见第 4 章）。

事实上，REM 睡眠会复现某些与严重抑郁症有关的大脑失衡。在抑郁状态下，大脑边缘系统和腹内侧前额叶皮质过度活跃，正常情况下负责调节上述两个区域响应的背外侧前额叶皮质却被抑制。这种模式拥有自循环加强的特征，因为杏仁体和腹内侧前额叶皮质的强负面响应无法通过背外侧前额叶皮质的调节功能（比如重新评估环境）得到抑制。对背外侧前额叶皮质与杏仁体之间的上下联系进行直接研究，结果表明，睡眠不足会从根本上切断二者之间的联系，导致受试者看见负面图片时杏仁体给出过强的响应。[5] 在你休息充分的时候，背外侧前额叶皮质显然能以某种方式控制杏仁体，但睡眠不足似乎会损害它的功能，于是任性的小杏仁就失控了。当然，这并未证明睡眠问题会导致抑郁症——它只是提供了一个诱人的线索，告诉我们睡眠在情绪调节中可能扮演的角色：睡眠异常可能改变这种重要的抑制关系，有引发抑郁的风险。

除了强化负面记忆以外，人们还认为 REM 睡眠会重新校准在白天被扭曲的情绪响应。在这方面的研究中，科学家使用了带有不同情绪（快乐、恐惧、悲伤、恶心和愤怒）的面孔照片。经历了一天的日常活动之后，受试者会对只带有一点点愤怒、恐惧表情的照片做出过度的负面反应，但是少量 REM 睡眠就能抵消这种影响。[6] 另外，抑郁症患者 REM 睡眠增加的同时，慢波睡眠通常会减少，导致慢性的慢波睡眠不足。听起来似乎无关紧要，但请回想一下上次你严重睡眠不足时是什么感觉，答案应该是"不太好"（或者更糟）。被剥夺睡眠后人会有什么感觉？研究结果表明，他们会变得更易怒，各种看法也变得更负面，这会导致负面事件引发的神经响应被放大，而快乐的事引发的反应却变得更迟钝。更微妙的身体响应也会受到睡眠不足的影响，比如说，看到快乐或悲伤的图片时瞳孔放大的效应会增强，这意味着调节失灵。

以上研究证明了我们需要睡眠来重置情绪响应系统，这套系统由背外侧和内侧的前额叶皮质调节。在抑郁症和其他伴有睡眠模式异常的精神障碍中，我们都观察到了这种重置模式的失调。抑郁症患者同时出现 REM 睡眠增加和慢波睡眠减少，虽然这二者之间的因果关系还有待进一步证明，但精神病学家已经为此雀跃不已，因为在治疗情绪障碍这一领域，睡眠仍是一片未经探索的处女地。

小　结

本章解释了睡眠对情绪记忆的强化效果大于普通记忆。伴有高频 θ 带振荡的 REM 睡眠似乎对这种效果尤其重要，而负面记忆的过度强化可能导致抑郁方面的问题，因为抑郁者的 REM 睡眠时间大于普通人。REM 睡眠期间的负面记忆过度强化可能加深抑郁。许多抗抑郁的灵药实际上会抑制 REM 睡眠，这可能意味着它们治疗抑郁部分是因为抑制了负面信息过度强化。睡眠还会重新校准情绪响应，白天我们越来越疲惫，情绪响应似乎也会变得更加负面。要是你知道自己半夜时脾气总是很坏，那这个发现大概就不算什么新闻了！

总而言之，睡眠似乎一直在辛勤工作，确保我们记住最重要的信息并对白天接受的刺激做出正确响应。但是，睡眠到底如何影响我们对情绪事件的感觉？下一章将详细讨论这个问题并解释它为何充满争议。

10
睡眠能消除危险的情绪吗？

Does Sleep Disarm Dangerous Emotions?

过夜治愈理论提出，应该允许经历了创伤性事件的人睡觉，以便剥离创伤性记忆中的情绪；但反之也有人提出，创伤性事件的受害者应该保持清醒，以免负面印象被强化。

假设今天你目击了一场严重事故，两辆车在你面前的公路上砰地撞到一起——车里没人钻出来。你冲上去帮忙，努力把车后座上的小女孩拉了出来，但她昏迷不醒，而且在流血。你想尽了所有办法，可是当医护人员终于到场以后，他们说你做的一切于事无补——她死在了你的怀里。这是一段可怕的体验，恐怖的画面在你脑子里挥之不去。你和几位朋友聊了聊，他们让你冷静了一点，但所有对话都以无用的建议收场，比如说，"休息一下，你会感觉好些的"。睡一觉以后，你对这场糟糕事件的感觉真的会变好吗？睡眠和记忆研究的新理论告诉你，会。过夜治愈假说提出，REM 阶段的活跃处理过程会减轻负面记忆带来的痛苦。[1] 我们很熟悉"睡一觉你会好些"的建议，可它真的有效吗，它能清除你脑子里的车祸画面吗？

我们先后退几步，从更宽泛的角度看看情绪在大脑里是如何起作用的。弄清了这个问题，我们再来评估支持和反对过夜治愈的各种证据。

杏仁体深深埋在颞叶下方，非常不严谨地说，你可以把它看成一个恐惧探测器（虽然它也会响应愤怒之类的其他情绪，甚至还包括快乐）。它对情绪场景的反应十分迅速，在你经历恐惧或沮丧事件的那个瞬间，它会立刻大幅提高神经细胞的激发率。虽然小小的杏仁体对接下来的生理响应影响巨大，但它不是身体里做出快速反应的唯一区域。你被外部刺激吓了一跳，这时候许多身体系统会迅速做好准备，随时行动。这个过程常常被称为"要么打要么跑"响应，因为你的身体做好准备，要么逃之夭夭，要么直面危险。皮肤和器官中的血液涌入肌肉，提供能量；瞳孔放大，可能是为了接收更多光线；心脏怦怦直跳，毛发竖起；有趣的是，上述所有响应都发生在你意识到自己害怕之前。

有证据表明，大脑搜集上述各种身体响应并做出解读之后，你才会真正感到恐惧（快乐、悲伤等等）。如果情况真的如此，那么情绪实际上是解读身体状态的直接结果。[2] 根据这一理论，真正有趣的结论是，如果身体对某个事物不做响应，那你就不会怕它。听起来或许有些奇怪，但这正是过夜治愈假说的基础。

那么，过夜治愈的机制是什么？心跳加快、牙关紧咬、臀部绷紧——恐惧引起的一切无意识的身体响应——主要受控于一种名为去甲肾上腺素的神经递质。如果没有它的存在，哪怕在最恐怖的情况下，你的身体也不会出现这些响应。关键在于：REM 睡眠期间，大脑中的去甲肾上腺素处于最低水平。所以，如果记忆在 REM 睡眠中重播，那无论这段记忆多么可怕，也不会引发身体的恐惧响应，因为没有足够的去甲肾上腺素去激发响应。过夜治愈假说提出，记忆本身也许会通过这种无情绪的重播得到强化,但它的情绪性可能会被彻底抹杀(如果它被重播的次数够多的话)。

过夜治愈假说的魅力不仅在于理论的简洁,还在于它拥有众多实践依据。难过的时候睡一觉就好些了,我们都有过这样的经历,我们还知道,出现分歧的时候最好"睡一觉",然后再来讨论。毫无疑问,睡眠会舒缓紧张的神经,安抚暴躁的脾气,提供新的看法,一般情况下还能缓和尖锐的情绪。看起来,睡觉似乎是处理创伤性事件的理想方法。

然而,有足够的证据表明,睡眠期间情绪记忆常常得到优先的强化(见第9章)。过夜治愈假说的支持者巧妙地绕开了这个问题,他们指出,睡醒以后,负面事件本身也许真的被强化了——但它就是不会引发原来那些情绪响应,因为睡眠过程中没有这些响应。REM阶段的重播彻底剥离了记忆情绪性的一面。最近有一项研究支持了这套理论,研究者向受试者出示一组图片:其中某些图片的内容非常令人不安,例如事故现场、手术或是毁容,诸如此类;[3] 某些图片的场景比较中性,例如风景、房间或是人们进行休闲活动;还有一些快乐的图片,例如玩耍的孩子、猫猫狗狗、让人垂涎的美食(巧克力蛋糕、冰淇淋圣代)或是亲吻的恋人,最后要求受试者在睡觉前和睡醒一觉以后分别为每张图片引发的情绪强度打分。有趣的地方来了,结果显示,睡醒一觉以后再看,同一张图片引发的情绪强度减弱了。睡过一觉以后，杏仁体神经细胞对图片的响应也显著减弱，而且（也许是最有趣的地方）这些变化可通过 REM 阶段 25—100Hz 之间出现的神经激发预估。因为这个频率（叫做 γ 带）的神经激发标志着神经递质去甲肾上腺素的浓度，根据这种相关性，我们发现，REM 阶段系统中去甲肾上腺素的浓度越低，图片的情绪影响力就被削弱得越厉害。如果在一天开始和结束的时候进行同样的情绪评估，结果表明，如果中间没有睡觉，受试者对图片的感觉不会出现明显变化。

过夜治愈假说真正迷人的地方与创伤后压力心理障碍（PTSD）之类的病理性状况有关。PTSD 群体范围广泛，战场上归来的士兵和可怕事故的目击者只是其中的两种。患者脑子里随时都可能闪回当时的情景，他们可能难以入睡，入睡后也常被噩梦惊扰。简而言之，PTSD 是高创伤性（而且让人沮丧）的负面记忆侵入式地反复出现，它可能毁灭婚姻，摧毁生活，引发长期抑郁甚至自杀。如果 REM 睡眠真的能够剥离恐惧记忆中的情绪响应，那么很显然，在 PTSD 患者身上，这种机制失效了，有什么地方出了问题。

正如此前提到的，要证明某个神经性过程，有时候最好的办法是观察缺乏某些元素的人。有的人缺乏正常的 REM 睡眠（REM 睡眠失调），他们罹患 PTSD 的风险更高。[4]

我们提过，在 REM 阶段的睡梦中重历恐惧事件有好处，原因之一是这个阶段神经递质去甲肾上腺素的水平更低。研究结果表明，REM 阶段去甲肾上腺素高于正常水平与高 PTSD 风险相关。[5] 这个结果十分贴合过夜治愈假说，就像拼图中完美的一块，因为系统内去甲肾上腺素增多意味着情绪引发的无意识身体响应（例如脉搏加快、瞳孔放大）并未减弱。因此，REM 阶段去甲肾上腺素水平异常偏高可能阻碍记忆重播剥离情绪的过程。不过等等，我们真的是在讨论这个问题吗？记忆重播过程中是否伴有无意识响应真的会影响重播后你记得的内容？不管是不是因为剥离了情绪，单纯的记忆重播如何能改善记忆本身？这样的话，记忆岂不是变得坚如磐石固若金汤了吗？

记忆再巩固

为了回答这个问题，我们得后退几步，谈谈记忆再巩固的概念。记忆会随时间和睡眠演化。大脑里的记忆表征会变化，它与其他记忆和常识结合的方式也会变化，而且当然，它还可能被遗忘。我们能否影响或控制记忆的演化过程，这个问题实在诱人。想象一下，要是你能随心所欲地塑造自己的记忆（这样留下的记忆也许并不准确，但至少会让你相当愉快——确切地说是在事后相当愉快——

甚至还可能大幅提高你的自尊心），那该有多棒。

记忆再巩固的概念意味着记忆在每一次被提取出来的时候是灵活可变且脆弱的。而且，它还提供了一套可供借鉴的机制，让我们有可能模仿这一机制塑造记忆。要理解记忆再巩固，你大概需要把记忆看成图书馆里的书籍，每段记忆都被储存在大脑深处某个黑暗的角落，而且一旦被放进去，它就不会发生太大的变化（不过它会逐渐腐朽、消亡，你需要的时候却找不到它的概率也会与日俱增）。除了这些小小的危险以外，它们相当安全地待在大脑的书架上。但是，一旦你唤回这些记忆，把它从书架上抽出来，它就很容易受损。有时候它会被小幅篡改或涂抹，有时候在重新放回书架之前它会和其他相似的书籍混到一起，而有时候，它会被毁坏或弄丢。整理书架不是件轻松的事儿，出错可能带来灾难性的后果，这些记忆可能彻底遗失——比如说，你没有足够的资源重新储存这些记忆，或者你不知道怎么把它放到了错误的地方。这个类比中的两个元素——记忆被提取出来以后是灵活可变的，重新整理并不容易而且可能出错——抓住了记忆再巩固的本质。

科学家们在老鼠身上深入研究了记忆的不稳定性。如果教会了这些毛茸茸的小家伙某种关系——比如说，"哔"声和电击之间的关系——那它们通常几个月都不会忘（确切地说，前提是不要让它们太多次听到"哔"声却没有电击）。有人巧妙地利用这类记忆来研究记忆再巩固。[6] 将老鼠分为两组，让它们学习特定声音（"条件刺激"，简称 CS）与电击（"非条件刺激"，简称 US）的关系（图 25）。它们显然记住了二者之间的关系，每次听到"哔"声，老鼠立即僵住了，因为害怕即将到来的疼痛。14 天后，将茴香霉素（它会抑制细胞制造记忆巩固所需的蛋白质）注入老鼠的杏仁体。在注射前大约 4 小时，给一组老鼠（实验组）播放"哔"声（但没有电击，见图 25 上），另一组（对照组）则不播放（图 25 下）。注射 24 小时后，检查所有老鼠，看它们是否还记得"哔"的威力。对照组的老鼠听见"哔"声和以前一样害怕，但让人惊讶的是，实验组已经忘记了"哔"和电击之间的关系。在第 15 天的测试中，实验组听见"哔"声却完全没有出现恐惧信号。如果不给老鼠注射茴香霉素，就不会出现这样的遗忘，所以这不光是因为它听见了"哔"声却没有受到电击。

那么，两组老鼠的表现为什么会有区别？在注射茴香霉素之前听见"哔"声真的对记忆有这么大的影响？卡里姆·纳德尔（Karim Nader）和麦吉尔大学的同事，也就是这项实验的执行者认为，答案是肯定的。他们提出，听见"哔"声会重新激活这段记忆（就像取出档案室里的书），可是老鼠却没法再把它放回去了，因为记忆巩固需要新的蛋白质，但茴香霉素抑制了蛋白质的制造。从本质上说，注射茴香霉素让老鼠无法把书放回书架上，于是这段记忆被遗忘了。对照组就没有这个问题，因为他们根本没有提取过这段记忆：它安安稳稳地待在书架上，所以茴香霉素对它完全没有影响。这个出乎意料的观察结果——记忆一旦被取出，就必须重新进行处理，才能被再次记住——引出了记忆再巩固的概念。

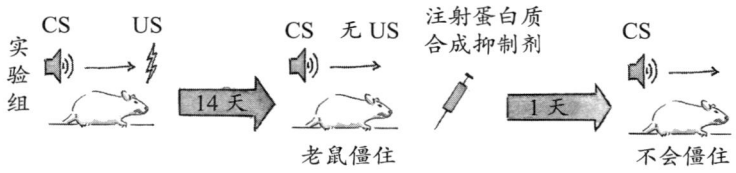

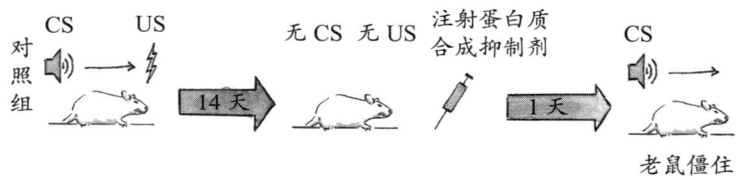

图 25　记忆再巩固实验：老鼠是否会条件式地僵住

至少在老鼠身上，记忆被提取出来以后表现出了某种脆弱性。但这一点为什么重要，它对人类意味着什么？记忆的这种不稳定性之所以重要，因为它给了我们改变记忆的机会，有时候十分关键。我们常常希望更新自己的知识（想象一下，你有两位朋友恋爱了三年，但现在他们分手了，她正在跟别人约会），在以前毫无关系的概念之间建立联系（她的约会对象实际上是你的同事，你和他是在另一个社交圈子里认识的，所以现在她也成了那个圈子的一员），有时候甚至需要移除不想要的元素（比如说，与非常糟糕的记忆 [例如那个小女孩死在你怀里] 有关的强负面情绪）。要移除不想要的信息，记忆再巩固的概念真的很有用，因为它似乎可以用来选择性地清除非常糟糕的记忆中最负面的元素。

事实上，临床医师甚至已经开始利用记忆再巩固治疗 PTSD。这类疗法通常是这样的，一边让患者进入类 REM 的眼球运动状态，一边进行谈话治疗，让患者回想自己极力想摆脱的创伤性场景。眼球运动在这种疗法中的作用我们还不是很清楚，但有人提出，眼球运动有助于尽可能地减轻记忆中的情绪引发的生理响应。通过这种方式，患者能够唤起创伤性记忆，却不会产生无意识的生理反应（和去甲肾上腺素水平较低的 REM 阶段重播一样），这意味着情绪性较弱的新记忆会取代旧记忆。虽然我们还不清楚类 REM 眼球运动与生理响应减弱之间的联系（事实上有很多人认为根本不需要这种眼球运动），但这种疗法效果惊人，有时候甚至只需要一次治疗就能彻底治愈严重的 PTSD。这样的结果提供了极具说服力的证据，再巩固过程的确能更改人类的记忆，特别是引发 PTSD 的创伤性记忆。

记忆再巩固和睡眠有什么关系？实际上二者的关系十分紧密。马特·沃克和他伯克利大学同事的一项研究表明，睡前的记忆检索会影响睡眠中的记忆巩固。[7] 这项研究没有注射蛋白质合成抑制剂，而是用干扰信息（与原来的记忆十分相似但并不完全相同的信息）扰乱原来的记忆。范例如下：第一天，受试者学习以特定序列弹手指（我们称之为序列 A 吧，比如说，从食指到小指分别编号为 1、2、3、4，那么这个序列就是 4-1-3-2-4），他们必须以最快的速度弹出这个序列。先让他们练习一段时间，然后测试速度。你也许还记得第 1 章里我们提到过，如果让受试者睡上一觉，他们醒来后会弹得更快——事实上，速度最多可增加 20%（图 26a）。实验中受试者学习的不光是序列 A，还有序列 B——比如说，3-1-4-2-1。这里的问题在于，如果依次学习两个序列，那么序列 B 会干扰序列 A，一夜之后，A 序列的记忆不会得到提高。但是，如果在第一天学习序列 A，第二天学习序列 B，那么到了第三天，受试者对两个序列的记忆都有所提高（图 26b）。关键的地方来了（同时也与再巩固有关），如果第一天学习了序列 A，然后在第二天学习序列 B 之前练习一次序列 A，那么到了第三天，序列 A 的记忆不会得到提高（图 26c）。你读到这儿可能有点糊涂，但是请看看图片，它会帮助你理解整个实验过程。

　　要是你仔细想想，这个实验其实和老鼠实验异曲同工：我们从大脑的书架上取出了序列 A（虽然时间很短），然后，在它被放回去之前，我们又输入了序列 B，扰乱了序列 A。但是，如果学完 A 以后睡一觉再学 B，那就不

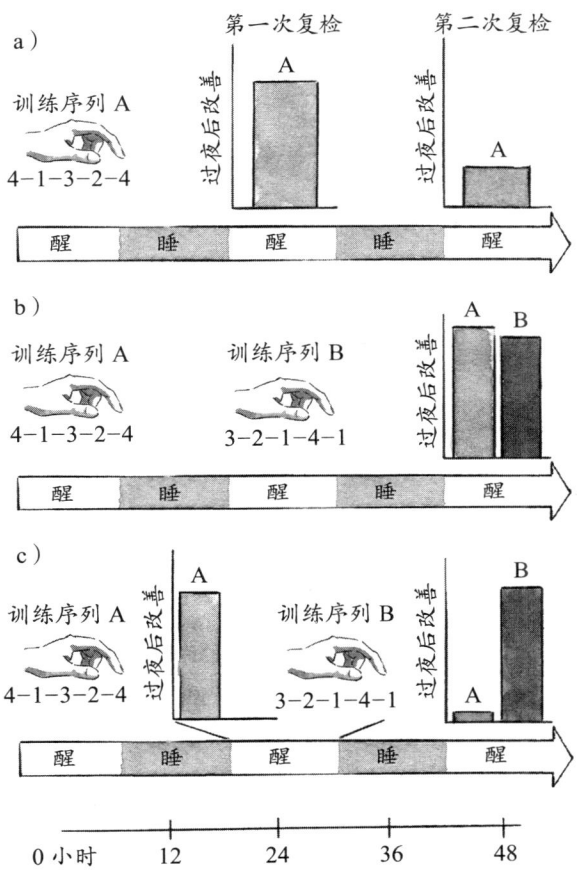

图 26　利用两个序列的干扰演示人类记忆再巩固

会造成干扰，这意味着睡眠允许了（甚至促进了）我们在学习 B 之前将序列 A 重新放回书架上。

　　睡眠会巩固记忆，让它不那么容易被干扰，这个机制适用的范围不光是弹手指实验。另一项研究表现出了相似的结果，该研究采用的是我们在第 6 章中讲过的记忆任务。将 8 组类似扑克牌的卡片排成 4×4 的方阵，每组两张卡片的图案完全相同，所以方阵中共有 16 张卡片，但只有 8 种不同的图案。游戏开始的时候，所有卡片的正面朝下，所以你只能看见背面（所有卡片的背面都一样）。任务的目标是将所有卡片配对，每次你只能翻开一张卡片，记住它的位置，然后寻找它的另一半。游戏的参与者最后会形成一个记忆意象，他们知道每个图案所在的位置，所以每次都能轻松配对。如果在初次学习以后，允许受试者睡觉，然后把所有图片按照相同顺序排列后再次测试，他们的记忆会有所提高。在睡眠中触发这段记忆重播能促进这种与巩固有关的记忆改善。比如说，在受试者第一次玩游戏的时候吹送某种特定的气味（这个实验采用的是玫瑰的香味），然后在他们睡觉的时候吹送同样的气味（本实验的更多细节见第 12 章）。[8]

这个实验和记忆的再激活有何关系？更新的研究采用了同样的方法，不过加入了认知干扰。[9] 每位受试者最开始玩游戏的时候，卡片排列为序列 A，背景伴有玫瑰香味。然后，让一半受试者（实验组）睡 40 分钟，另一组（对照组）则保持清醒。在这 40 分钟里，所有受试者都再次闻到了玫瑰味，这种气味应该再次激活序列 A 的记忆。然后，所有受试者接受了我们所谓的干扰任务，也就是设计用于干扰已成型记忆的任务。他们又玩了一次卡片游戏，不过这次所有图片对中的第二张卡片都不在原来的位置上；受试者必须学习一套全新的空间位置（序列 B），这可能干扰序列 A 的记忆。学完序列 B 后，所有受试者再次接受序列 A 的测试。实验组和对照组的表现会有什么区别？在学习序列 B 之前，两组受试者对序列 A 的记忆都应该被再次激活了，所以应该都会受到干扰。但是，奇怪的事情出现了，在这次测试中，实验组的表现大大优于对照组。和前面的弹手指实验一样，卡片实验的结果表明，睡眠会巩固已有记忆，让它难以被后来的信息干扰。清醒时的再激活也许会让记忆变得不稳定，但睡眠期间的再激活却不会。恰恰相反，睡眠中的再激活似乎会促进记忆巩固过程。

总而言之，记忆再巩固的正面证据拥有压倒性的优势。记忆每次被提取出来时的确会变得脆弱、不稳定。激活状态下的记忆很容易被干扰，干扰源可能是新的相似信息，也可能是阻止它回到书架上的化学物。再巩固为记忆更新提供了完美的机制。从另一方面来说，睡眠似乎对"封舱"过程十分关键，或者说，睡眠会强化记忆，让它难以被干扰（只要醒来后不要再次激活它）。关键在于，再巩固还为过夜治愈假说补上了缺失的一环：从本质上说，睡眠中无身体响应的记忆再激活会剥离这段记忆中的情绪性内容。

对该理论的批评

虽然过夜治愈假说十分诱人，而且与记忆再巩固的研究成果完美贴合，但美中也有不足。根据这一假说，睡眠应该削弱情绪强度和杏仁体响应，但实际上，相当多的研究并未观察到我们期望的这些结果。举个例子，一项研究发现，如果受试者一直保持清醒，他们给图片打的情绪分数有所下降，但如果睡上一觉，情绪等级却没什么变化。[10] 这个结果与此前我们介绍的类似实验的结果抵触。这个负面结果说服力很强，因为它支持了更早的一项研究，在该研究中，受试者两次打分中间隔着 REM 时间不足的前半夜睡眠，结果显示，经过这样的睡眠，情绪响应不但没有减弱，反而增强了。[11] 非常不幸，证据的天平似乎朝着反对过夜治愈假说的那面倾斜。在正常的健康人身上，睡眠并不能剥离记忆的情绪性。事实上，最近的小鼠实验表明，如果在创伤经历后剥夺动物几个小时的睡眠，它们后来记得这段经历的概率会大幅下降，这意味着在某些情况下，睡眠实际上可能强化恶性记忆。

但是，不是还有本章开头介绍的那些诱人数据吗？根据那些数据，记忆的情绪性和杏仁体响应在睡醒后的确被削弱了呀！我们当然没有漏掉那些研究。事实上，学术文献中的冲突可能让人迷惑，但它同样激动人心——我们该怎么解释这些矛盾的结果呢？

　　这可能与记忆有关。睡眠后情绪反应减弱的实验中，受试者并未被要求记住任何东西，而且也没有测试他们的记忆。从另一方面来说，睡眠后出现情绪强度升高、杏仁体响应加强的所有研究都专门测试了记忆。在这些研究中，出示给受试者的是情绪性的图像，或是与这些图像有关的东西，然后询问受试者是否记得这些东西。这意味着受试者会努力唤醒对图片的回忆（很可能还包括心理意象）。这样的唤醒会不会导致额外的情绪响应？说到底，如果受试者睡醒后对图片的记忆提高了，那么他对当时感受的记忆可能也提高了——但这不一定意味着他们现在的感受与之前相同，只是他们会更清晰地回忆起当时的感受。事实上，几乎可以这样形容：接受记忆测试的受试者会努力重现原始的情景，包括当时的感受。这可以解释为什么睡眠后记忆改善的同时情绪反应也会增强。

　　这种现象也可能与压力有关。[12] 海因·范梅莱（Hein van Marle）与荷兰东德斯大脑认知及行为研究所同事的一项研究表明，睡眠期间情绪反应被削弱的程度与当时的压力水平直接相关。他们的研究方法和上面那些研究一模一样，给受试者看图片，然后告诉他们睡醒后会进行记忆测试。不过，实验者采用人工方法提高了一半受试者（实验组）睡眠期间的压力激素皮质醇水平。虽然并未要求受试者给图片的情绪强度打分，但较高的皮质醇水平改变了睡眠中负面记忆被处理的方式。睡醒后再让受试者辨认负面图片，对照组（皮质醇水平正常的受试者）的杏仁体响应增强了，实验组却没有出现这样的变化。这个结果十分有趣，因为它意味着睡眠影响情绪意象的方式取决于你睡觉时的压力水平。这个结论完美吻合了 PTSD 的研究文献，因为皮质醇水平异常偏低的人群出现 PTSD 的风险远高于正常人群。本小节中的其他所有实验都没有测量皮质醇水平，所以我们很难确认这种压力激素的区别是否能解释那些矛盾的结果。在沃克及其同事的研究中，受试者睡醒以后情绪响应减弱，这可能只是因为他们承受的压力远大于其他实验的受试者。毕竟这项实验是在伯克利大学进行的，学校里的竞争气氛十分浓厚——也许参加实验的学生本来就承受着高于普通水平的慢性压力。

小　结

本章介绍了"过夜治愈"假说，该假说提出，睡眠会缓和危险的记忆，帮助我们处理创伤性情景或不开心的情景。我们看到了记忆的不稳定性，也看到了睡眠中的记忆再巩固可能以何种方式抑制或移除情绪性内容，从而修正记忆。我们还简单介绍了与过夜治愈假说抵触的一些证据，这些证据表明，实际上睡眠可能增强受试者对负面图片的情绪响应。这些矛盾的数据可能有两种解释——一种与记忆有关（是否明确要求受试者记住这些情绪性刺激），另一种与睡眠期间的压力水平有关。

不管背后的原因到底是什么，总之神经学家提出了截然相反的两套解决方案：过夜治愈理论提出，应该允许经历了创伤性事件的人睡觉，以便剥离创伤性记忆中的情绪；但反之也有人提出，创伤性事件的受害者应该保持清醒，以免负面印象被强化。经历了创伤性的车祸、目睹小女孩死在怀里以后，你会选择哪种方式？

11
睡得好的人和睡得差的人

Good Sleepers and Bad Sleepers

人们睡觉的方式大有不同。这样的区别有一部分是因为基因，但还有其他许多因素都会影响睡眠模式，例如年龄、性别、日常习惯和饮食。无论你的睡眠模式是什么样的，请记住：它会极大地影响你与世界互动的方式，它可能让你喜怒无常，可能影响你的记忆，还可能让你在睡梦中犯下暴力罪行（或者大吃大喝）。考虑到这些，你或许应该设法改善自己的睡眠。

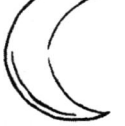

上帝造人并不平等。世间的一切都遵循这条真理，睡眠也不例外。睡眠模式和特质因人而异，区别很大。你也许知道，有人一夜只睡四五个小时，而有人似乎需要睡十个小时以上（我说的不仅仅是青少年——他们的情况应该单独讨论；部分成年人也需要这么长的睡眠）。你也许还知道，有的讨厌鬼一大早就会精力充沛地爬起来，而有的人喜欢熬夜，因为他们在凌晨两点后才进入最佳状态。最讨厌的地方是，那些早起的鸟儿总喜欢教育起床晚的人。睡眠模式的这些区别都很浅显，很容易识别，但是，还有一些更本质的区别只有通过恰当的监控和分析才能发现。比如说，有的人睡眠的效率更高，这意味着他们从上床到起床的这段时间里，真正用于睡觉的时间更多。而有的人需要很长时间才能入睡，整个晚上时常醒来，翻来覆去，或者早上醒来后还要在床上躺很久。再往深处讲，有的人会出现更多的高频振荡（睡眠梭形波），而有的人REM 睡眠或慢波睡眠比例较大。彻底搞清每种模式有什么影响，这是个不可能的任务，但我们至少有一些线索。

"云雀"和"猫头鹰"

既然人类是群居动物，那我们大概都知道，世界上有晨型人，也有夜型人。虽然我们的睡眠周期都是大约24小时，但总有人在日落之后迟迟不睡，这时候"正常"人早就上床了。这些人（俗称夜猫子）之所以迟迟不睡，通常是因为他们觉得自己晚上更清醒，注意力更集中，完成工作的效率更高，或者就是喜欢在夜里醒着而不是白天。与此相反，有一些人在清晨状态最好。这些"云雀"常常一大早就跳下床来，这时候普通人还在梦里。幸运的是，自然选择似乎不太喜欢这些一大早就扰人清梦的小"云雀"。也许正是出于这个原因，晨型人在总人口中的比例很低（只有10%）。

但是，认真说来，人们习惯的入睡和苏醒时间各有不同——这一现象纵贯历史。不过最近的研究发现，你是"云雀"还是"猫头鹰"，这是由基因决定的，就像眼睛是蓝色还是绿色一样。控制睡眠/苏醒倾向的基因叫做生物钟基因，简称PER。和控制眼睛颜色的基因一样，PER也分为两种（PERl导致早起倾向，PERo导致晚睡倾向）。你可能知道，我们的所有基因有两个复本，这意味着我们的PER基因也有两个。但是，关键在于，这两个基因不一定相同：如果你拥有两个PERl，那你就是一只"云雀"；如果你有两个PERo，那你是只"猫头鹰"。但是，如果你拥有一个PERl和一个PERo（50%的人都是这种情况），那你就介于二者之间。顺便提一句，眼睛的颜色也遵循同样的原理：如果你有两个绿眼基因，那你的眼睛是绿色的；两个蓝眼基因会带来蓝眼睛；而如果二者各一，那你的眼睛就是棕色的。

发现了睡眠／苏醒倾向由 PER 基因决定，科学家并未就此止步。他们继续深入研究"云雀"和"猫头鹰"，比较他们在各种行为任务中的表现。这些研究发现了很多区别。首先，"云雀"不光是起得早；他们白天疲惫的时间也比"猫头鹰"早得多，而且他们不太善于处理睡眠不足——睡眠不足对他们专注力的影响远大于"猫头鹰"。从另一方面来说，虽然"猫头鹰"讨厌早起，早晨的状态也不好，但他们能够很好地处理睡眠不足，哪怕没睡足觉（当然也有上限），他们也能相对正常地活动。

一生中的变化

睡眠模式不光因人而异，哪怕在同一个人身上，随着年龄的增长，睡眠模式也会变化（图 27）。有的读者可能会想，是啊，我年轻的时候也曾是只夜猫子，可是现在，我觉得自己更像"云雀"。没错，以前你喜欢在外面厮混到深夜，或是在家里也迟迟不睡，读几本书，看看电视，然后早上痛苦地爬起来；而现在，九点多十点，你就高高兴兴地睡着了，早上五六点你就能轻轻松松地爬起来。这一点都不奇怪。虽然昼夜节律是由基因决定的，但你一生中生物钟发展的倾向是可预测的，尤其是对大多数

人而言，因为他们既不是真正的"云雀"也不是真正的
"猫头鹰"，他们两个基因各拥有一个（PERl 和 PERo）。

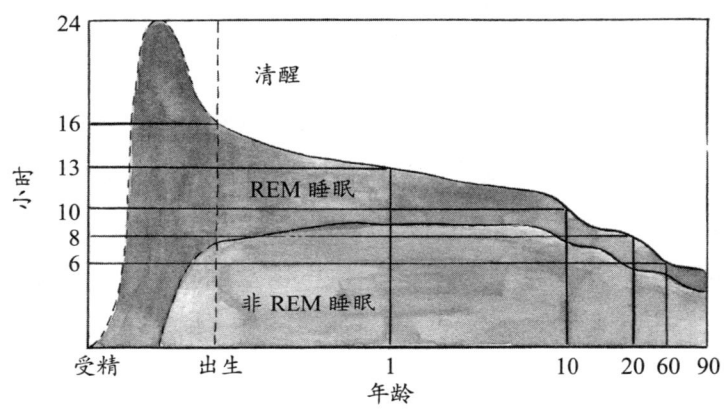

图 27　一生中的睡眠结构变化

举个例子，婴儿的睡眠时间很长（新生儿要睡 16—
18 小时，一岁的幼儿要睡 14—15 小时），随着他们长大
成人，睡眠时间会逐渐缩减到 7—8 小时。有趣的是，青
少年需要的睡眠实际上比儿童多，他们每晚大约要睡
8.5—9.25 小时。而且他们的昼夜节律比儿童和成人都要
晚一些，一般他们会在晚上感觉更清醒，青少年入睡和苏
醒的时间都比平均值晚几个小时。人们认为，正是这种周
期推移造成了被迫早起上学的青少年成绩不佳。事实上，
某些学校实验性地将上课时间推迟了一些，结果学生的成
绩出现了大幅提高。明尼苏达州的一所学校可以提供一个
好例子，他们把上学时间从早上 7 点 15 分推迟到了 8 点

40 分，持续三年，结果发现，学生的警觉性、成绩和出勤率都有所提高，迟到现象减少，医务室接待人数下降，学生的整体行为和学校氛围都有所改善。

　　一生中最剧烈的睡眠模式变化也许出现在老年阶段。这样的变化不光是睡眠时间逐渐减少（年轻成人的睡眠时间为 7—8 小时，60 岁以上老人的睡眠时间为 5—6 小时），还包括慢波睡眠减少。到 74 岁的时候，慢波睡眠常常会彻底消失。到底是因为物理活动和学习活动减少，导致我们不再需要这种类型的睡眠，所以慢波睡眠减少，还是因为慢波睡眠减少，所以才会出现物理活动和学习能力下降，这二者之间的因果关系我们尚不清楚。如果是后一种情况，那我们必须考虑这样的可能性：慢波睡眠也许与一些老年病有关——慢波睡眠的减少会导致记忆巩固不足，引发疲惫和记忆力下降，甚至引发神经性损伤，可能还与一些渐进式的老年神经退行性疾病有关。最近的一项研究表明，根据老年人内侧前额叶皮质的萎缩程度，不但可以预估慢波睡眠的减少程度，还能预估睡眠中记忆巩固削弱的程度。[1] 但是，目前的研究仍未形成定论，所以我们还得再等一段时间，才能确认老年人睡眠减少的真正原因及其影响。

睡眠梭形波和智商

不同的人睡眠产生的梭形波数量差别很大。你应该还记得，梭形波是一种低振幅高频波（12—16Hz），主要出现在非 REM 睡眠第二阶段，偶尔也会出现在慢波睡眠中。在清醒状态和 REM 阶段中从未观察到睡眠梭形波的存在。随着夜晚走向结束，梭形波会出现增长，而且不同的人睡眠梭形波区别很大（这一点很关键）。但是，同一个人的睡眠梭形波模式几乎是固定的，有时候它甚至被称为电生理性指纹。

在倒霉的受试者神游梦乡的时候，我们这些痴迷于研究睡眠的人喜欢扑在电脑屏幕前观察梭形波，但睡眠梭形波不光对我们来说很有趣——它对每个人来说都很有趣，原因如下。根据大脑产生的睡眠梭形波数量，我们可以预估你的智商测试成绩，以及更综合性的智力测验结果。这一点经历了各种测试的考验，结果十分一致：睡眠梭形波密度（单位时间内的梭形波数量）预示着全量表智商测试和性能智商测试的结果，但不包括语言智商，这意味着梭形波预示着受试者学习特定种类技能的能力。但睡眠梭形波特别多并不意味着你就特别聪明。学习障碍患者的梭形波也很多，而且他们的梭形波振幅大得异常，所以又叫极端梭形波。我们不清楚梭形波与爆表的智商分数有何关系，我们同样不清楚它和学习障碍有何关系，但是，在这两个人群中，正常梭形波和极端梭形波的作用似乎不尽相同。

学习新东西之后梭形波密度也会增长，但这仅限于有一定挑战性的学习任务，而且大脑中也不是所有区域都会出现梭形波增长：这样的增长似乎只出现在与学习任务有关的区域。比如说，如果你学习了用左手弹一段钢琴曲，那么在接下来这一夜里，你右半脑运动皮质（控制身体左半部分）的梭形波会增加。而且，梭形波增长的程度似乎预示着一夜之后你弹钢琴的技巧提高的程度——换句话说，第二天你能提高多少。

结合上述与梭形波和学习有关的信息，我们发现了一个重要问题：某人的梭形波基准数量是否预示着他睡眠中记忆巩固的能力？如果再加上梭形波和智商的关系，那我们也许会开始思考，记忆巩固的能力是否以某种方式预示着普遍性的智力——这真是个诱人的可能。

失 眠

可以说，让你感觉疲惫的睡眠是最糟糕的睡眠。这样的睡眠一般被称为"非恢复性睡眠"，我们很多人对它并不陌生，临床上也承认它的存在（虽然从技术上说，它并不是一种临床疾病）。乍看之下，非恢复性睡眠似乎有些神秘——有这方面问题的人能够毫无困难地入睡，保持睡眠状态，或者大体得到了足够的睡眠——但是醒来以后，他们就是觉得没休息好。如果仔细检查，我们会发现，频繁出现非恢复性睡眠的人似乎和失眠症患者的问题类似，比如说，他们同样会在白天觉得很困，很累，或者精力不足；专注力或记性很差，或者需要更多努力才能完成任务；感觉易怒，压力大，喜怒无常。那么，睡眠的魔力在这些人身上为什么失效了？我们还不能完全回答这个问题，但是至少我们认为，这个问题部分与慢波睡眠有关。虽然从技术上说，非恢复性睡眠者的睡眠时间和普通人一样多，但越来越多的证据表明，他们的慢波睡眠时间不足。这方面的研究主要集中在失眠症患者的非恢复性睡眠（失眠的定义是你觉得自己没睡足觉，哪怕实际上你的睡眠时间已经够了。所以，有的失眠症患者是真的睡不着觉，或者很难入睡并保持睡眠状态，而另一些患者虽然睡了觉却感觉疲惫——比如说，他们的睡眠是非恢复性的）。非恢复性睡眠中脑部慢波活动偏少，类清醒状态的活动却增加了。基本上可以说，他们没有完全睡着。大脑重置会让你感觉清醒，为新一天的学习做好准备，在这个过程中慢波睡眠扮演着关键角色，那么缺乏慢波睡眠可能让人感觉疲惫、心情不好、无法集中注意力，一点都不奇怪。一些研究可以佐证我们的观点：如果用药物促进大脑的慢波活动，那么这些症状会得到极大的改善。

其他睡眠障碍

当然，更严重的睡眠障碍可能引发比疲惫更严重的后果。比如说，睡食症患者睡觉时会有规律地爬起来自己跑去冰箱或是橱柜里找吃的。他们自己通常不知道这件事，最后可能变得很肥（更别说其他问题了，比如说巧克力冰淇淋到底被谁吃掉了，伴侣、家人和室友肯定常常为了这种事儿吵架）。一旦正式确诊，医生常常要求这些吃"夜草"的家伙在自家冰箱上挂一把锁，因为只有这样才能阻止他们的行为。

睡食症只是梦游症的表现形式之一，梦游出现在慢波睡眠最深的阶段。睡觉的时候吃东西虽然会带来问题，但还不是最糟糕的情况。梦游者还可能做出更复杂的行为，比如说：曾经有个男人走出自己的房子，开了三十多英里车来到亲家家里，然后用一把厨房刀杀掉了对方。这样的例子不止一个——类似事件及法庭裁决详见下页"睡眠罪案表"。

小　结

显然，人们睡觉的方式大有不同。这样的区别有一部分是因为基因，但还有其他许多因素都会影响睡眠模式，例如年龄、性别、日常习惯和饮食。无论你的睡眠模式是什么样的，请记住：它会极大地影响你与世界互动的方式，它可能让你喜怒无常，可能影响你的记忆，还可能让你在睡梦中犯下暴力罪行（或者大吃大喝）。考虑到这些，你或许应该设法改善自己的睡眠——我们将在第 12 章和 13 章讨论这个话题。

睡眠罪案表 [2]

暴力行为	案件细节	诊断	法庭裁决
朝酒店服务生开了 3 枪	服务生未做通知就进入昏暗的酒店房间，试图叫醒被告	被服务生激怒	宣判有罪，上诉后改判无罪
袭击 2 位警官	警官发现喝醉的被告在车里睡着了，试图叫醒他	被警官激怒	未报道
枪击女友	被告睡觉时被噪声打扰，于是跳起来持枪开火。发现女友死在床上	被噪声激怒？	宣判无罪
拳击受害者；用刀子将受害者捅死	受害者试图叫醒被告	被受害者激怒	宣判有罪，上诉后改判无罪
捅了丈夫 3 刀，位置分别在后背、胸口和大腿	被告与丈夫睡同一张床，当时她有些咳嗽。她是被咳嗽惊醒的？刀是哪儿来的？	可能被咳嗽激怒	未报道
爵士捅死朋友	朋友试图叫醒他	被激怒	未报道
用斧头杀死妻子	被告半夜里被噪声惊醒，于是抓起斧子袭击了房间里的"陌生人"	被激怒	未报道

暴力行为	案件细节	诊断	法庭裁决
酒醉时扼死妓女	被告醒来时发现自己的双手扼住了同睡女人的脖颈。被告当时醉酒	被激怒？	宣判无罪
枪杀进入办公室的雇员	夜班经理在办公室里睡着了。大约30分钟后，雇员走进办公室叫醒了他。被告混乱中抓起枪开火	被激怒	未报道
捅死受害者	受害的男孩与被告及其他13个人分享一个房间。当时被告正在睡觉，受害者试图拿他身边的某件东西。被告被惊醒，然后抓起刀子捅了他	被激怒	未报道

12
从睡眠中获取最大的益处

Getting the Most Out of Your Sleep

　　本章介绍了几种操控睡眠、促进记忆的方法，例如简单地把握入睡时机、选择学习时机，也包括人工诱发记忆重播和慢波睡眠。事实上，我们可以综合上述方法，尝试人工诱发记忆重播和慢波睡眠，极大促进记忆的强化。

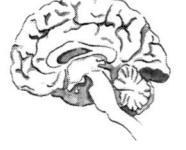

有时候你可能希望睡眠能提供一些特殊的帮助。也许你刚刚和伴侣吵了一架，急需 REM 睡眠来帮助你舒缓情绪；也许你正在苦读备考，希望慢波睡眠帮助你强化新学到的知识。有没有什么办法能让你获得想要的那种睡眠？有没有办法确保睡眠中重播的是你希望强化的记忆，而不是其他你觉得不重要甚至有害处的东西？简单的回答是，有——呃，应该有，复杂的回答请继续往下读。

睡眠的时机

一旦你意识到睡眠对记忆巩固有多重要，那几乎可以把它看做一种药物，比如说，"这个剂量的慢波睡眠能让你达成那样的结果"。当然，实际上没这么简单，因为你入睡后控制不了大脑的活动。怎样才能让大脑知道你想多要点 REM 睡眠，少来点儿睡眠梭形波呢？

选择睡觉的时机是个好办法。睡眠阶段与我们 24 小时的生物钟紧密相关，在一天中的不同时间睡觉会带来不同类型的睡眠。早上打盹意味着你会进入 REM 阶段，黄昏时的小睡通常会带来慢波睡眠，这是因为一天中的睡眠需求（或者说各类睡眠的物理动力）会随时间变化。晚上我们通常会安安稳稳地睡 6—8 小时，这段时间里大脑对慢波睡眠的需求会得到彻底的满足。到了早上，90分钟的睡眠循环进行到了第四轮或者第五轮，那我们很可能会跳过较深的慢波睡眠，直接进入REM阶段，所以后半夜的REM睡眠较多。这时候我们离开了慢波睡眠模式，进入REM模式。出于同样的原因，周末的懒觉总会带来栩栩如生的梦境。

从另一方面来说，下午打盹又是另一个模式。到了一天中的这个时候，你大概已经在清醒活跃的状态下度过了几个小时，你的大脑确实需要慢波睡眠，所以你很可能在短暂的非REM第一阶段和第二阶段之后迅速进入慢波睡眠模式。这样的需求来自哪里？你也许还记得突触动态平衡模型（第5章），该模型提出，大脑对慢波睡眠的需求完全是因为它需要削弱清醒时被强化的突触连接。无论事实是否真的如此，有一点确凿无疑：白天较晚时分你进入慢波睡眠并长期停留在这一阶段的概率确实比早晨高。

睡眠与意识之间的联系最激动人心的地方在于，你能够控制各种类型的睡眠并从中获利。如果你想要慢波睡眠来强化特定知识的神经表达，那你最好在下午打个盹。从另一方面来说，如果你想强化情绪记忆，那可能早上多睡会儿更好，或者睡个回笼觉。当然，这里开出的药方不一定是一成不变的，但这是因为我们仍在探索各种睡眠的作用，睡眠时机与睡眠类型的关系是确定的。

学习的时机

如果你很重视记忆，你会在正确的时间打盹以确保获取最有利于巩固新记忆的睡眠，你可能还希望优化自己学习特定信息的方式。新习得的记忆在睡眠中重播的概率更大，所以学习后马上睡一觉是个好主意，或者至少在睡前复习一遍学到的知识。这应该能确保你想记住的知识停留在意识中，一旦你入睡，它就会被重播；而且还能确保目标记忆不被干扰信息削弱得太厉害，所以在你入睡后它能够得到巩固。

如果你只是打个盹，这些策略都很有效，但是，如果你希望在一整夜的睡眠中强化特定记忆，那就会麻烦一些。因为晚上你很可能已经累了，疲累意味着学习效率下降；就算睡前学习能够最有效地巩固记忆，但这样的安排也可能达不到目的，因为在你学习的时候，你的大脑记录信息的能力已经下降了。

假装睡觉（又叫人工睡眠）

前面的章节（第 5、7、8 章）解释了慢波睡眠期间的大振幅脑电波对记忆巩固的重要性。这些波浪是大量神经细胞同时激发的结果。由于神经细胞激发是该细胞膜电位变化的结果，所以丽莎·马歇尔（Lisa Marshall）和德国吕贝克大学的同事决定研究是否能用人工的方式（在头皮上施加精心同步的电刺激）诱发慢波睡眠。[1] 他们在受试者前额的两边贴了大块的海绵状电极，通过这些电极施加与慢波睡眠同频率（约 0.75Hz）的电脉冲。实验圆满成功，结果表明，以这种方式审慎地对大脑施加电刺激有可能"诱发"慢波（图 28）。还有其他发现：这样的电刺激不光会增加受试者慢波睡眠的数量，还会促进记忆巩固。他们要求受试者在实验前学习一些单词对（例如"猫—球"），第二天进行测试。睡眠中接受了 0.75Hz 电刺激的受试者成绩远远优于没接受刺激的受试者，这意味着人工的慢波也能为记忆提供重要辅助。

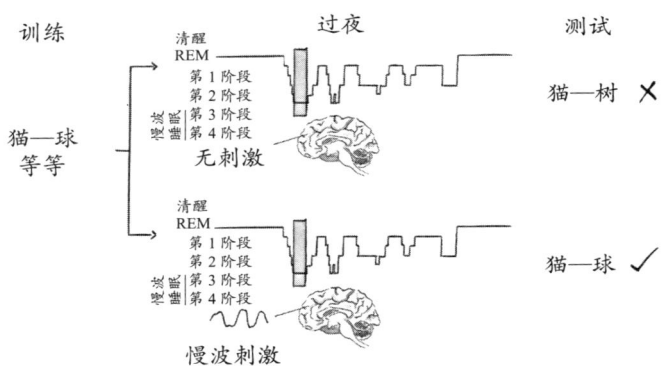

图 28　电刺激促进慢波睡眠和记忆巩固

更新的研究采用的方式没有电刺激这么吓人，不过却得出了相似的结果 [2]，听到这个消息，部分读者可能会松一口气。马蒂亚斯·莫勒（Mathias Mölle）和德国蒂宾根大学的同事以略低于 1Hz 的频率播放了一段很短的旋律，他们发现，这样也能让慢波睡眠的时间变长，慢波振幅更大、更有韵律，而且同样有助于记忆巩固。

以人工方式诱发慢波睡眠以促进特定记忆的巩固，这让我们想起了科幻里的场景——人们也许能用一杯咖啡的价钱从摊子上买到 20 分钟的人工睡眠。想象一下疲累的白领会多么欢迎这种服务，还有老师和图书管理员，他们也许希望这种具有战略意义的小睡能提高学生的记忆力。再往前走一小步，我们也许还能诱发 REM 睡眠、睡眠梭形波或者其他东西——跟毛刺激相比，在不同的时间睡觉以获得不同睡眠的方法简直就是老古董。对失眠症患者来说，这些技术可能尤其重要，因为只要给点电流，他们也许就能享受到强恢复性的沉睡。其他与睡眠有关的疾病或许也能从中受益，比如说，正确的电刺激也许会让抑郁症患者摆脱 REM 阶段的负面记忆过度强化，从而帮助他们打破情绪低沉的怪圈。人工操纵睡眠的路还很长，我们希望这一切会在未来成真。

诱发睡眠中的记忆重播

要促进睡眠中的记忆巩固，我们可采取的方法不光是在正确的时间睡觉以增加慢波睡眠和睡前复习。你也许听老妈说过，在枕头下放一本书或者睡觉时播放学习磁带会帮助你的长期记忆。多年来这些说法被科学界嗤之以鼻，可是现在，我们对睡眠记忆重播的强化作用了解得越来越多，迫使科学家改变态度。

现在我们发现，真的可以人工诱发睡眠中的记忆重播，而且这样的诱发会导致大脑中的记忆表征得到强化。诱发重播的方式通常是让睡觉的人再次接触与目标记忆（例如你希望强化的那段记忆）有关的东西。在这里，气味特别有用，因为嗅觉信息很容易进入睡眠中的大脑，而且不太可能惊醒你。比约恩·拉施（Björn Rasch）和吕贝克大学的同事在受试者学习目标任务的时候吹送玫瑰香味，然后在受试者睡觉的时候用同样的气味诱发记忆重播。[3] 任务内容和老式桌面游戏"记忆"十分相似，将图片对倒扣，受试者必须通过试错记住每对图片中第二张的位置（图 29）（详见第 10 章）。然后把受试者分成几组，让他们在实验室里睡一整夜，各个组分别在不同的睡眠阶段或清醒时再次闻到玫瑰香味。玫瑰香味会诱发受试者下意识的记忆重播，但他们本人却并不知情。第二天早上进行测试，在慢波睡眠阶段闻到玫瑰香味的受试者表现明显优于其他组别。这个结果多少有些惊人，它首次表明，枕头下面放本书或者听磁带之类的老生常谈可能真的有用。这个实验也带来了很多问题。受试者在睡眠中闻到玫瑰香味时到底发生了什么？它真的会打开受试者对图片的记忆吗，就因为图片和气味是同时存入大脑的？玫瑰香味重新

激发了大脑学习图片的过程，从而通过重播巩固了这段记忆，所以到了早上，该受试者的表现优于其他竞争者，有

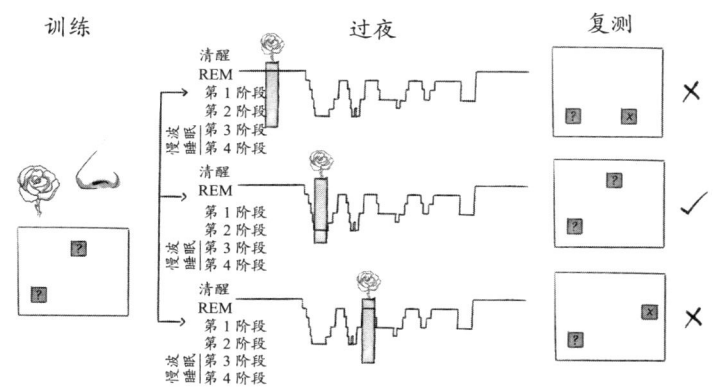

图 29　用气味诱发慢波睡眠中的记忆再激活

物理证据证明这个过程吗？既然如此，这样的重播能以某种方式预示第二天我们观察到的记忆改善吗？

　　后来的实验试图解答这些问题。实验者要求受试者再玩一次"记忆"游戏，同时给他们闻玫瑰香味，当天晚上，受试者在慢波睡眠阶段再次闻到玫瑰香，但这次，实验者监控着他们的脑电波。无论受试者是否闻到玫瑰香，扫描仪一直监控着他们的脑部活动。结果显示，一旦受试者在慢波睡眠阶段闻到玫瑰香味，海马体就会出现剧烈活动，你应该还记得，海马体对记忆十分关键，尤其是空间记忆，这意味着气味诱发了某种形式的记忆重播。在更早的一项研究中，受试者被要求玩一种 3D 迷宫游戏，然后

让他们睡觉，结果表明，慢波睡眠阶段受试者海马体活动的剧烈程度预示着一夜之后他们在迷宫游戏中表现提高的程度。[4] 虽然玫瑰气味实验并未表现出重播与记忆改善之间的相关性，但它表明了气味的确会诱发记忆重播，而这样的重播会让记忆得到强化。

　　不幸的是，要是你打算用这个法子来应付下一次的考试，那你恐怕会失望。研究表明，我们的鼻子和大脑里处理气味的区域（嗅觉系统）很快就会习惯周围空气中的气味，所以气味的影响力很快就会消退。回想一下，如果在屋子里喷很多空气清新剂，刚开始你会闻到很浓的味道，不过只要在屋子里待一会儿，很快你就闻不出来了。该实验的执行者考虑到了这方面的因素，他们想了个办法：有一种名叫嗅觉计的设备，可以吹送 20 秒气味，然后再中断 20 秒，让你的嗅觉接收器重置，借此确保玫瑰香味产生应有的效果。当然，你也可以买到带有定时器的空气清新剂，它会间歇性地释放香味，但要达到实验室里的精度可不容易。

　　和气味一样，声音也可用于诱发睡眠中的记忆重播，不过很显然，你得选择比较柔和的声音，免得吵醒受试者。声音尤其适合这类实验，因为你可以让受试者学习一系列事物（例如一串单词），其中每个事物联系着特定的声音。然后，实验者可以在不同的睡眠阶段重播特定的几种声音，策略性地诱发部分记忆重播，甚至诱发这段记忆不同的子集，再观察这样的诱发如何预示第二天的记忆改善。这个方案很有价值，因为它能迅速证明诱发是否真的有效。

在一项著名的研究中，实验者给受试者看一组图片，每张图片放在电脑屏幕上的特定位置，而且每张图片伴随着不同的声音（猫咪的图片伴随着"喵"声，水壶的图片伴随着汽笛声，诸如此类）。[5] 然后，在受试者进入慢波睡眠后，用扬声器轻声重播半数图片的声音。第二天测试时，理所当然的，受试者与这些声音有关的记忆得到了更大的改善。这个结果意义尤其重大，因为实验中受试者只是小睡了 90 分钟，而且每种声音只重播了一次。这么一点点记忆巩固竟有如此惊人的效果！

声音诱发特定记忆重播的实验让致力于改善记忆的科学家欣喜不已。听起来多简单啊——一边背西班牙语单词一边放莫扎特，睡觉时再轻声播放音乐，你就能得 100 分！最近另一项实验表明，这种方法也适用于另一种记忆——技能学习记忆，比如说骑自行车、弹奏乐器之类的记忆，当然也包括我们在第 1 章中讨论的弹手指任务。这些技能所需的内在神经机制与卡片位置游戏"记忆"不同。技能学习一般不需要空间识别，它主要是一种习惯或者说下意识的机械动作。这种技能靠的不是海马体，而是演化中更古老的区域——基底核。由于海马体和基底核在大脑中处于不同的部位，所以这两种类型的记忆很多方面并不相同。为了搞清楚程序性记忆能否通过睡眠中的诱发式重播得到强化，肯·帕勒（Ken Paller）和芝加哥西北大学的同事利用了类似电子游戏《吉他英雄》的设备。在游戏里，受试者需要操作与吉他相连的遥控器。遥控器上每个按钮代表一根弦，受试者的每个指头负责一个按钮，他们必须在正确的时机按下对应的按钮（并保持正确的时长），才能奏出音乐。在没有帮助的情况下，大部分人对这个游戏不太在行，所以显示器上会有提示，告诉他们什么时候该按键，每次该按多长时间。有趣的是，如果受试者在慢波睡眠中听见游戏里的音乐，第二天他们会弹得更准。[6] 这项研究提供了确切的证据：诱发睡眠中的记忆重播不但能强化特定事件（例如卡片游戏）的记忆，还能影响程序性技能的学习。乍看之下，这个结果似乎不算重要，但想到那些需要学习大量复杂物理技能的运动员，总在学习新乐章的音乐家，甚至那些需要学习日常技能（例如开车）的人，你也许会开始理解，提高此类记忆的简单方法是多么重要。

声音诱发记忆重播的过程中到底发生了什么？老鼠实验更进一步回答了这个问题。在老鼠身上，我们能更细致地观察记忆重播过程中大脑里每个神经细胞到底发生了什么，因为我们可以把探针插进老鼠的大脑里，却不必受到伦理的谴责。这些探针提供的数据表明，如果训练老鼠听到某个声音就跑到某个特定的位置，那么，在它睡觉时播放这个声音，就会激活老鼠大脑中与该地点有关的位置细胞。[7] 你应该还记得，第 6 章里我们介绍过，位置细胞是海马体里专门用于空间记忆的神经细胞。老鼠在空间中移动时，每个位置细胞会与某个特定位置建立联系，此后，只有老鼠重新出现在该地点，对应的位置细胞才会激活。播放与特定地点有关的声音会激发对应的位置细胞，这有力证明了声音会激发神经层面的事件重播。当然，我们没法询问老鼠这样的重播是否与梦有关，但是很显然，这就是我们下一步要研究的问题。

在睡眠中学习？

最初的学习似乎也能在睡眠里完成。阿纳·阿尔济（Anat Arzi）和以色列雷霍沃特魏斯曼科学研究院的同事最近做了一项研究，他们让受试者在清醒或睡眠时闻到愉快或讨厌的气味。[8] 每种气味伴有一种特定的声音，所以受试者（如果他们醒着的话）很容易就会学到，这种声音代表好闻的气味，那种声音的气味很难闻。闻到糟糕气味的时候，人们的呼吸自然而然地会变得浅一些，这意味着受试者听见与糟糕气味有关的声音时呼吸会情不自禁地变浅，哪怕他们预料中的气味并未出现。但是，真正重要的是，哪怕声音和气味是在受试者的睡眠中出现的，受试者也会出现同样的反应。让人激动的是，如果第二天让这部分受试者再次听见这种不愉快的声音，他们会记得声音与难闻气味的关系。举个例子，在未被告知两者关联的情况下，实验中的某个受试者可能闻到了臭鸡蛋味，同时听见钢琴弹出的 C 和弦。哪怕是在睡眠中，臭鸡蛋味也会让受试者的呼吸变浅。到了第二天，他再次听到 C 和弦时呼吸也会变浅，虽然他自己并不知道原因。事实上，如果去问他们，受试者根本不会记得自己在梦里听见过什么声音，也不会记得与气味有关的事儿。这意味着他们当时根本没有醒过来，这样的学习不是在清醒状态下完成的——恰恰相反，他们是在完全无意识的状态下建立了声音与气味之间的联系。这个发现至关重要，因为它第一次表明，我们能在睡眠中学习新事物（而不光是巩固已有记忆），这意味着我们有可能利用睡眠完成教育。

小　结

本章介绍了几种操控睡眠、促进记忆的方法，例如简单地把握入睡时机、选择学习时机，也包括人工诱发记忆重播和慢波睡眠。事实上，我们可以综合上述方法，尝试人工诱发记忆重播和慢波睡眠，极大促进记忆的强化。科学家们尚未进行这样的尝试，不过显而易见，下一步他们就会这样做，这一天不会很远。

13
小结：如何获得你需要的睡眠

Brief Notes on How to Get the Sleep You Need

要改善睡眠，有很多简单的小窍门。

在最后一章中，我们将指导你如何获取更好的睡眠。本章中许多窍门似乎是众所周知的常识，但只要其中有那么几条你没有听说过，那也许就值得你花时间浏览一下。

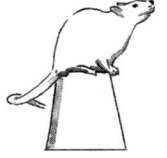

　　如果你就是睡不着，或者怎么都睡不够，那该怎么办？显而易见，要保证身体机能正常和自我感觉良好，睡眠至关重要。它会调节免疫功能和体温，帮助你的身体保持健康；它还会维持你的情绪，构建你的记忆，更新你的常识，帮助你全面看待难题。有时候，人们把睡眠称为最棒的认知增强剂——这意味着它能轻松击败所有药物。睡眠甚至可能是高智商的关键。最起码，睡眠对你是有好处的。你的身体需要睡眠，有了充足的睡眠，你的大脑才能正常运行。缺乏睡眠对任何人而言都是糟糕的体验，但不幸的是，在今天这个压力十足的社会里，我们中有许多人长期饱受睡眠不足之苦。可能是没时间，可能是压力太大，也可能只是不理解一夜好睡有多么重要。要改善睡眠，有很多简单的小窍门。有的广为人知，有的则相对冷僻。睡前吃的食物，房间里的温度、声音、光线和气味，使用卧室的偏好，这一切都可能极大地影响睡眠。在最后一章中，我们将指导你如何获取更好的睡眠。本章中许多窍门似乎是众所周知的常识，但只要其中有那么几条你没有听说过，那也许就值得你花时间浏览一下。

心理因素

你对床和卧室的感觉是影响睡眠的最大因素之一。卧室和床应该让你感到舒适，光线不要过于明亮，整个环境应该有强烈的睡眠暗示。躺到一张舒服的床上，这张床专门用来睡觉（或许还有做爱），这一切会向大脑发送正确的信号：该睡觉了。要是你经常在床上看电视、开着笔记本工作、听收音机或者阅读，那躺到床上并不会向大脑发送相同的信号。恰恰相反，这种多用途床或许会让你感觉更清醒，甚至让你无法入睡。

温　度

根据经验，16℃—19℃的室温最适合睡觉。入睡以后，你的体温通常会略微下降，人工诱发这种降温有助于入睡，因为它会让你的身体提前进入昏昏欲睡的状态。要让体温在恰当的时机下降，还有一种反直觉的方法：上床前让自己暖和一下。睡觉前大约一个半小时泡个热水澡是促进睡眠的最佳方法之一。泡澡会让身体暖和起来，所以出来以后，体温的下降会更明显、更迅速（当然，如果你没有浴缸，你可以洗个淋浴，效果差不多——但可能没有那么舒服，也没有那么放松！）。如果你既没法泡澡也没法淋浴，那上床前好好烫烫脚可能也有帮助，而且烫脚会让脚上的大血管扩张，等到你上床以后，体温下降的速度就更快。[1]

略微加热躯干（肚子和胸口）皮肤也能让人更快入睡。[2] 装一个热水瓶或者热水袋（大约 37℃左右），上床的时候用它捂住肚子或许也能帮助睡眠。但是，如果你感觉不适，请不要这样做，任何让你感觉不适的事情对于睡眠都是弊大于利！

光　线

光线会重置我们的生物钟，帮助我们判断什么时候该睡觉，什么时候该醒来。我们的昼夜节律周期为 24 小时，自然界的信号对它有着极大的影响，例如白天的阳光和夜晚的黑暗，这些信号会帮助你在白天保持警觉，夜晚则昏昏欲睡。要改善这样的循环，你可以白天多吸收一些明亮的蓝光（天气晴朗时户外的那种光线，哪怕阳光并不强烈）[3]，同时确保黄昏和晚上不要照到这样的光线。如果在晚上照到蓝光，你的生物钟会被重置，于是你会重新清醒起来。不幸的是，电视和电脑都会发蓝光。它们还会刺激你的大脑，在你努力试图睡觉的时候，这可不是什么好事儿。睡前三小时内请勿使用此类设备。如果你一定要用智能手机或电脑，请在屏幕上覆盖一层橘色的滤光片，或者用软件过滤掉屏幕上的蓝光（请谷歌一下，你会找到几种可选软件）。如果你无法在夜间避开蓝光（比如说你家孩子在看电视，有很强的光透过窗户照进你的卧室，或者你的配偶执意要在床上使用笔记本电脑），那么你也许应该考虑在睡前两三个小时戴上橙色滤光镜。研究表明，佩戴这种滤光镜有助于改善睡觉质量、调节情绪 [4]，但是请注意，刚开始那一两天它也会降低睡眠质量，所以如果要用的话，请务必坚持。

夜间你的卧室里应该保持漆黑一片。你也许想装个遮光帘，如果装了的话，请务必确保光线不会从边缘漏进来。请关闭电器上的所有灯，或者将它遮起来。如果彻底的黑暗让你感觉不适，或者你需要起夜，那最好准备一盏昏暗的红色 / 橙色灯，开关留在床头。光线会帮助我们在清晨醒来，在一片漆黑中起床是很困难的事情。在闹钟响起之前半小时，逐渐变亮的红 / 橙灯会提供越来越强的唤醒信号，让你更容易醒来。按掉闹钟以后，灯的亮度可以增加得更快一些，同时引入蓝色元素。如果你能让遮光帘和窗帘在闹钟响起后徐徐拉开，允许自然光进入房间，那更有利于苏醒。闹钟响后半小时，卧室和洗手间应该都沐浴在强烈的自然光里，这样也有利于保持正常的生物钟循环。可能的话，每天早上最好让自己照射 30 分钟明亮的蓝光，去外面晒太阳（比如说步行去上班）是个理想的办法，或者也可以考虑去做人工的蓝光浴。

声 音

响亮的、突然的或是不愉快的声音会让你难以入睡，或者改变你的睡眠结构，甚至可能将你从睡梦中惊醒。要达到完全的安静很困难，所以许多睡眠专家推荐使用持续低强度的遮蔽音，例如粉红噪声或白噪声（这两种都有点像是收音机搜台时候的声音），来缓和外界声音的影响。有证据表明，持续的白噪声能够成功地掩盖干扰性的背景音[5]，还有证据表明，粉红噪声会让人更容易入睡。[6]

有人宣称，一些专用的磁带也能调节大脑活动，使之进入易于入睡的频率。诸多催眠磁带应运而生，磁带内容有鸟鸣，有涛声，甚至还有某些英国医院里的鼾声。虽然这些声音与增强慢波睡眠（见第12章）之间的联系尚待探索，但如果你难以入睡，那你完全可以考虑尝试一下催眠磁带——甚至尝试互联网上广告铺天盖地的双耳搏动助眠音乐。

气 味

保持卧室空气新鲜、流通，这很重要。避免闷热，也不要过多地使用香水或空气清新剂。常常有人宣称茉莉、薰衣草或缬草的气味有催眠作用，但他们的观点缺乏相应的证据；一些研究表明，微弱的缬草香的确有助于睡眠，但几乎没有数据表明其他气味有类似影响。[7] 在你对这些所谓的方法失望之前，值得一提的是，在睡眠中闻到愉快的气味的确会带来愉快的梦。[8] 如果你想尝试一下这个方法，你可以在房间里放一瓶可定时喷洒的空气清新剂，并将开启时间定在半夜，也就是做梦的主要时间段。我们对气味适应得很快，所以如果你的空气清新剂能设置成每隔几分钟喷一会儿，那效果会更好。虽然目前的研究只证明了玫瑰的气味会带来美梦，但我们有充分的理由认为其他香味也有类似效果——那么为什么不试试你觉得有效的气味呢？柠檬香或薄荷味儿会在你清醒的时候带给你好心情，所以你也可以考虑在关掉闹铃的时候来点儿这些气味。

食　物

睡前 3—5 小时吃的食物会极大地影响睡眠质量，因为食物中的化学物和蛋白质可能促进或干扰睡眠。要获得良好的睡眠，最好在上床前 4—5 个小时吃中等分量的晚餐，其中要有促进睡眠的食物，然后在睡前 1 小时左右再吃点夜宵。促进睡眠的食物包括甘菊茶、热牛奶、农家干酪、豆浆、纯酸奶、蜂蜜、火鸡、金枪鱼、香蕉、土豆、燕麦片、杏仁、亚麻籽、葵花籽、全麦面包、花生酱、低脂奶酪和豆腐。对于晚餐而言，多种碳水化合物加上少量蛋白质就是理想食谱。

有一些话其实用不着说，但是为了叙述的完整性，我应该提一下：有很多食物会让你保持清醒，或者至少是干扰睡眠。这些食物包括咖啡（或者任何含有咖啡因的东西，包括巧克力——实在抱歉！）和酒精。酪胺会抑制睡眠，所以含有酪胺的食物也在这张名单上，包括胡椒、熏肉和鱼。

最后，很多读者可能会从过去不愉快的经历中发现，睡前 3 小时内吃得太饱也会让你睡不着觉。这是因为消化活动会让你感觉饱得难受，或者更糟糕，引发胃灼热。油腻或是辛辣的食物尤其容易引发问题。

睡觉的时机和打盹

正如我们在第 11 章中讨论过的，基因决定了你每天需要多少睡眠。有的人需要的睡眠时间较长，有的人则较短。有人（"云雀"）早上精神比晚上好，而有人（"猫头鹰"）则反之。在我们的一生中，这些倾向可能会改变，但其基本模式铭刻在我们的基因里。我们睡眠的时机是由光线调节的，但是随着年龄的增大，光线的影响会减弱，所以年长者的睡眠没有年轻人那么规律，而且某些视力有障碍的人睡眠可能也会受到影响，因为他们无法以正常的方式处理光线。

　　人类本质上是白昼动物，也就是说，我们应该在晚上睡觉，在白天醒来。我们内置的模式是 8 小时睡眠加上 16 小时清醒，但现代社会偷走了我们的一部分睡眠，很多人慢慢适应了 7 小时睡眠和 17 小时清醒。如果你允许自己在下午（就像在地中海的阳光下打盹一样）或晚上（看电视的时候）小睡一会儿，你夜间对深度睡眠的需求会部分减弱。这可能带来一个断断续续的挫败之夜，比如说难以入睡，或者早上醒得太早。反之亦然，如果你上床太早、起床太晚，那你的睡眠估计也不会很好。要么你会很长时间睡不着觉，要么你会频繁苏醒，这二者都属于失眠。矛盾的是，在这种情况下，减少待在床上的时间能提高睡眠质量，而且可能因此减轻白天的疲惫。

　　要解决这种类型的失眠，也许应该避免白天的小睡，同时比平常晚些上床，把躺下的时间控制在 7 小时内。准时起床、接下来的一天内不要小睡也很关键。如果你坚持几天，每天用于睡觉的时间不超过 5—6 小时，那你可以奖励自己一下，接下来的一周提前 15 分钟上床。重复这样的循环 1 个月以上，你就会弄清自己至少需要多少睡眠时间才能保证早早上床、一夜好睡，从而改善睡眠的整体质量。

干扰性想法和徘徊不去的忧虑

如果你的脑子正在飞速转动，那恐怕你很难入睡。如果你在错误的时间睡觉或者在不累的时候上床，那你可能会发现自己的脑子太活跃了，根本睡不着。如果你上床的时候不够困，那你的脑子很容易活跃起来，产生徘徊不去的忧虑："我为什么睡不着——我需要睡觉可是我睡不着——要是我睡不着，明天就没法保持好状态，我需要睡觉，明天才能考好。"诸如此类，反反复复，永不停歇。这样的想法在你脑子里循环得越久，你就越难入睡。如果这些想法在你脑子里徘徊超过 30 分钟，你应该考虑起床（同时要注意保暖，当然！）做点松弛活动，消除心头的忧虑：读一本书，或是计划一下明天的行程，直到你感觉自己放松下来，有些困了（请不要喝茶、咖啡或是酒精饮品！），然后再回到床上。做完上述举动以后，请你务必在平常的时间起床，而且接下来的那天不要补觉。

短期的失眠虽然既让人沮丧又会带来不便，但它还不算真正的问题。从另一方面来说，习惯性的长期失眠则需要引起注意。

打鼾和睡眠呼吸暂停

如果你的鼾声很响，晚上经常需要起夜，或是早上醒来经常头痛、嘴巴发干、白天觉得累，那你很可能是有睡眠呼吸障碍。这些症状中的一部分可通过积极的减重缓解，不过一般而言，为了慎重起见，最好去看看医生或是去睡眠诊所评估一下。

小　结

本书描述了睡眠的错综复杂和神秘魅力。我们讨论了睡眠在动物王国的普遍性，也讨论了睡眠不足对身体和精神的影响。我们大致了解了睡眠期间大脑中复杂而高度组织化的神经过程，同时也深入探查了控制睡眠和苏醒的大脑系统。我们了解了睡眠促进记忆的各种方式，也了解了睡眠提高学习语义学知识能力，提高洞察力和创造力的可能途径。我们探究了梦的神经性基础，也探讨了梦与记忆和记忆巩固的关系。我们还考虑了睡眠与情绪互动的各种方式——睡眠会控制我们的情绪，影响我们对创伤性经历的感觉。我们考察了不同的个人睡眠模式的区别，以及这样的区别可能如何影响人的精神、记忆和心理。最后，我们了解了一些促进睡眠、有意识地利用睡眠的方式。这本书至少应该让你了解到，睡眠对我们的身心健康十分重要。你也许不会尝试用人工方法诱发睡眠中的记忆重播或慢波睡眠，但是我希望，你至少会考虑重视睡眠。如果你真想改善自己的睡眠，最后一章中介绍的窍门——我们的安睡秘诀——应该能提供帮助。

参考文献

第1章：为什么睡觉？

[1] J. Horne, "Petunias, One-Eyed Ducks, and Roly-Poly Mice," *Sleepfaring* (Oxford: Oxford University Press, 2006), 1–15.

[2] A. A. Borberley and J. L. Valatx, "Sleep in Marine Mammals," *Sleep Mechanisms* (Munich: Springer, 1984), 227.

[3] Quoted in Matthew P. Walker, "The Role of Sleep in Cognition and Emotion," The Year in Cognitive Neuroscience 2009: *Ann. N.Y. Acad. Sci.* 1156: 168–197 (2009).

[4] John G. McCoy and Robert E. Strecker, "The Cognitive Cost of Sleep Lost," *Neurobiology of Learning and Memory* 96 (2011): 564–582.

[5] A. Rechtschaffen, B. M. Bergmann, C. A. Everson, C. A. Kushida, and M. A. Gilliland, "Sleep Deprivation in the Rat: X. Integration and Discussion of the Findings," *Sleep* 12, no. 1 (2002): 68–87.

[6] G. Gulevich, W. Dement, and L. Johnson, "Psychiatric and EEG Observations on a Case of Prolonged (264 hours) Wakefulness," *Arch. Gen. Psychiatry* 15 (1966): 29–35.

[7] M. P. Walker and R. Stickgold, "It's Practice, With Sleep, That Makes Perfect: Implications of Sleep-Dependent Learning and Plasticity for Skill Performance," *Clin. Sports Med.* 24, ix (2005): 301–317.

第2章：我们如何知道睡眠对大脑是重要的？

[1] W. D. Killgore, "Effects of Sleep Deprivation on Cognition," *Prog. Brain*

Res. 185 (2010): 105–129.

[2] Ibid.

[3] S. S. Yoo, P. T. Hu, N. Gujar, F. A. Jolesz, and M. P. Walker, "A Deficit in the Ability to Form New Human Memories Without Sleep," *Nat. Neurosci.* 10 (2007): 385–392.

[4] M. P. Walker, "The Role of Sleep in Cognition and Emotion," *Ann. N. Y. Acad. Sci.* 1156 (2009): 168–197.

第 4 章：大脑如何控制睡眠？

[1] K. O. Newman, *Encephalitis Lethargica, Sequelae and Treatment* (trans.) (London: Oxford University Press, 1931).

第 5 章：睡眠时的精神大扫除

[1] G. Tononi and C. Cirelli, "Sleep and Synaptic Homeostasis: A Hypothesis," *Brain Res. Bull.* 62 (2003): 143–150.

[2] D. Bushey, G. Tononi, and C. Cirelli, "Sleep and Synaptic Homeostasis: Structural Evidence in *Drosophila*," *Science* 332 (2011): 1576–1581.

[3] R. Huber, M. F. Ghilardi, M. Massimini, and G. Tononi, "Local Sleep and Learning," *Nature* 430 (2004): 78–81.

[4] R. Huber et al., "Arm Immobilization Causes Cortical Plastic Changes and Locally Decreases Sleep Slow Wave Activity," *Nat. Neurosci.* 9 (2006): 1169–1176.

[5] R. Huber et al., "Measures of Cortical Plasticity after Transcranial Paired Associative Stimulation Predict Changes in Electroencephalogram Slow-wave Activity during Subsequent Sleep," *J. Neurosci.* 28 (2008): 7911–7918.

[6] V. V. Vyazovskiy et al., "Local Sleep in Awake Rats," *Nature* 472 (2011): 443–447.

第 6 章：睡眠中记忆如何"重播"？为何"重播"？

[1] D. Oudiette et al., "Evidence for the Re-enactment of a Recently Learned Behavior during Sleepwalking," *PLoS. One.* 6 (2011): e18056.

[2] A. S. Gupta, M. A. van der Meer, D. S. Touretzky, and A. D. Redish,

"Hippocampal Replay Is Not a Simple Function of Experience," *Neuron* 65 (2010): 695–705.

[3] G. Girardeau, K. Benchenane, S. I. Wiener, G. Buzsaki, and M. B. Zugaro, "Selective Suppression of Hippocampal Ripples Impairs Spatial Memory," *Nat. Neurosci.* 12 (2009): 1222–1223.

[4] S. Diekelmann and J. Born, "The Memory Function of Sleep," *Nat. Rev. Neurosci.* 11 (2010): 114–126.

[5] G. Tononi and C. Cirelli, "Sleep Function and Synaptic Homeostasis," *Sleep Med. Rev.* 10 (2006): 49–62.

第 7 章：梦是什么？梦对记忆意味着什么？

[1] R. Stickgold, "Sleep-Dependent Memory Consolidation," *Nature* 437 (2005): 1272–1278.

[2] W. C. Dement, *Some Must Watch While Some Must Sleep* (New York: W. W. Norton, 1976).

[3] J. A. Hobson and R. W. McCarley, "The Brain as a Dream State Generator: An Activation-Synthesis Hypothesis of the Dream Process," *Am. J. Psychiatry* 134 (1977): 1335–1348.

[4] M. Solms, "Dreaming and REM Sleep Are Controlled by Different Brain Mechanisms," *Behavioural and Brain Sciences* 23 (2000): 793–1121.

[5] D. Foulkes, M. Hollifeld, B. Sullivan, L. Bradley, and R. Terry, "REM Dreaming and Cognitive Skills at Ages 5-8: A Cross Sectional Study," *International Journal of Behavioural Development* 13 (1990): 447–465.

[6] R. Levin and R. S. Daly, "Nightmares and Psychotic Decompensation: A Case Study," *Psychiatry* 61 (1998): 217–222.

[7] A. Revosuo, "The Reinterpretation of Dreams: An Evolutionary Hypothesis of the Function of Dreaming," *Behavioural Brain Sciences* 23 (2000): 877–901.

[8] R. D. Cartwright, "Dreams That Work: The Relation of Dream Incorporation to Adaptation to Stressful Events," *Dreaming* 1, no. 1 (March 1991): 3–9.

[9] E. Bokert, "The Effect of Thirst and Related Verbal Stimulus on Dream Reports," *Dissertation Abstracts* 28 (1968): 4753B.

[10] K. M. Castellanos, J. A. Hudson, J. Haviland-Jones, and P. J. Wilson, "Does Exposure to Ambient Odors Influence the Emotional Content of Memories?" *Am. J. Psychol.* 123 (2010): 269–279.

[11] M. J. Fosse, R. Fosse, J. A. Hobson, and R. J. Stickgold, "Dreaming and Episodic Memory: A Functional Dissociation?" *J. Cogn Neurosci.* 15 (2003): 1–9.

[12] T. Nielsen and R. A. Powell, "The Day-residue and Dream-lag Effects: A Literature Review and Limited Replication of Two Temporal Effects in Dream Formation," *Dreaming* (1992): 267–278.

[13] E. J. Wamsley, M. Tucker, J. D. Payne, J. A. Benavides, and R. Stickgold, "Dreaming of a Learning Task Is Associated with Enhanced Sleepdependent Memory Consolidation," *Curr. Biol.* 20 (2010): 850–855.

第 8 章：睡眠，语义和思想

[1] J. M. Ellenbogen, J. D. Payne, and R. Stickgold, "The Role of Sleep in Declarative Memory Consolidation: Passive, Permissive, Active or None?" *Curr. Opin. Neurobiol.* 16 (2006): 716–722.

[2] U. Wagner, S. Gais, H. Haider, R. Verleger, and J. Born, "Sleep Inspires Insight," *Nature* 427 (2004): 352–355.

[3] D. J. Cai, S. A. Mednick, E. M. Harrison, J. C. Kanady, and S. C. Mednick, "REM, Not Incubation, Improves Creativity by Priming Associative Networks," *Proc. Natl. Acad. Sci. U.S.A.* 106 (2009): 10130–10134.

[4] H. Lau, S. E. Alger, and W. Fishbein, "Relational Memory: A Daytime Nap Facilitates the Abstraction of General Concepts," *PLoS. One.* 6 (2011): e27139.

[5] S. J. Durrant, S. A. Cairney, and P. A. Lewis, "Overnight Consolidation Aids the Transfer of Statistical Knowledge from the Medial Temporal Lobe to the Striatum," *Cereb. Cortex* (2012), doi: 10.1093/cercor/bhs244.

[6] P. A. Lewis and S. J. Durrant, "Overlapping Memory Replay during Sleep Builds Cognitive Schemata," *Trends Cogn Sci.* 15 (2011): 343–351.

第 9 章：情绪记忆和睡眠

[1] U. Wagner, M. Hallschmid, B. Rasch, and J. Born, "Brief Sleep After

Learning Keeps Emotional Memories Alive for Years," *Biol. Psychiatry* 60 (2006): 788–790.

[2] C. Johnson and B. Scott, "Eyewitness Testimony and Suspect Identification as a Function of Arousal, Sex of Witness and Scheduling of Interrogation" (paper, American Psychological Association Annual Meeting, Washington, DC, 1976).

[3] I. Wilhelm et al., "Sleep Selectively Enhances Memory Expected to Be of Future Relevance," *J. Neurosci.* 31 (2011): 1563–1569.

[4] J. M. Saletin, A. N. Goldstein, and M. P. Walker, "The Role of Sleep in Directed Forgetting and Remembering of Human Memories," *Cereb. Cortex* 21 (2011): 2534–2541.

[5] S. S. Yoo, N. Gujar, P. Hu, F. A. Jolesz, and M. P. Walker, "The Human Emotional Brain Without Sleep—A Prefrontal Amygdala Disconnect," *Curr. Biol.* 17 (2007): R877–R878.

[6] N. Gujar, S. A. McDonald, M. Nishida, and M. P. Walker, "A Role for REM Sleep in Recalibrating the Sensitivity of the Human Brain to Specific Emotions," *Cereb. Cortex* 21 (2011): 115–123.

第 10 章：睡眠能消除危险的情绪吗？

[1] M. P. Walker and H. E. van der, "Overnight Therapy? The Role of Sleep in Emotional Brain Processing," *Psychol. Bull.* 135 (2009): 731–748.

[2] A. R. Damasio, "The Somatic Marker Hypothesis and the Possible Functions of the Prefrontal Cortex," *Philos. Trans. R. Soc. Lond B Biol. Sci.* 351 (1996): 1413–1420.

[3] H. E. van der et al., "REM Sleep Depotentiates Amygdala Activity to Previous Emotional Experiences," *Curr. Biol.* 21 (2011): 2029–2032.

[4] D. Koren, I. Arnon, P. Lavie, and E. Klein, "Sleep Complaints as Early Predictors of Posttraumatic Stress Disorder: A 1-Year Prospective Study of Injured Survivors of Motor Vehicle Accidents," *Am. J. Psychiatry* 159 (2002): 855–857.

[5] T. A. Mellman, V. Bustamante, A. I. Fins, W. R. Pigeon, and B. Nolan, "REM Sleep and the Early Development of Posttraumatic Stress Disorder," *Am. J. Psychiatry* 159 (2002): 1696–1701.

[6] K. Nader, G. E. Schafe, and J. E. Le Doux, "Fear Memories Require Protein Synthesis in the Amygdala for Reconsolidation After Retrieval," *Nature* 406 (2000): 722–726.

[7] M. P. Walker, T. Brakefield, J. A. Hobson, and R. Stickgold, "Dissociable Stages of Human Memory Consolidation and Reconsolidation," *Nature* 425 (2003): 616–620.

[8] B. Rasch, C. Buchel, S. Gais, and J. Born, "Odor Cues During Slowwave Sleep Prompt Declarative Memory Consolidation," *Science* 315 (2007): 1426–1429.

[9] S. Diekelmann, C. Buchel, J. Born, and B. Rasch, "Labile or Stable: Opposing Consequences for Memory When Reactivated During Waking and Sleep," *Nat. Neurosci.* 14, no. 3 (March 2011): 381–386.

[10] B. Baran, E. F. Pace-Schott, C. Ericson, and R. M. Spencer, "Processing of Emotional Reactivity and Emotional Memory Over Sleep," *J. Neurosci.* 32 (2012): 1035–1042.

[11] K. A. Paller and A. D. Wagner, "Observing the Transformation of Experience into Memory," *Trends Cogn Sci.* 6 (2002): 93–102.

[12] H. J. van Marle, E. J. Hermans, S. Qin, S. Overeem, and G. Fernandez, "The Effect of Exogenous Cortisol During Sleep on the Behavioral and Neural Correlates of Emotional Memory Consolidation in Humans," *Psychoneuroendocrinology* (2013), doi: 10.1016/j. psyneuen.2013.01.009.

第 11 章：睡得好的人和睡得差的人

[1] B. A. Mander et al., "Prefrontal Atrophy, Disrupted NREM Slow Waves and Impaired Hippocampal-Dependent Memory in Aging," *Nat. Neurosci.* 16, no. 3 (March 2013): 357–364.

[2] M. R. Pressman, "Disorders of Arousal From Sleep and Violent Behavior: The Role of Physical Contact and Proximity," *Sleep* 30, 8 (August 1, 2007):1039–1047.

第 12 章：从睡眠中获取最大的益处

[1] L. Marshall, H. Helgadottir, M. Mölle, and J. Born, "Boosting Slow

Oscillations During Sleep Potentiates Memory," *Nature* 444 (2006): 610–613.

[2] H. V. Ngo, T. Martinetz, J. Born, and M. Mölle, "Auditory Closed- Loop Stimulation of the Sleep Slow Oscillation Enhances Memory," *Neuron*, 78, no. 3 (May 8, 2013): 545–553.

[3] B. Rasch, C. Buchel, S. Gais, and J. Born, "Odor Cues During Slow-Wave Sleep Prompt Declarative Memory Consolidation," *Science* 315 (2007): 1426–1429.

[4] P. Peigneux et al., "Are Spatial Memories Strengthened in the Human Hippocampus During Slow Wave Sleep?" *Neuron* 44 (2004): 535–545.

[5] J. D. Rudoy, J. L. Voss, C. E. Westerberg, and K. A. Paller, "Strengthening Individual Memories by Reactivating Them During Sleep," *Science* 326 (2009): 1079.

[6] J. W. Antony, E. W. Gobel, J. K. O'Hare, P. J. Reber, and K. A. Paller, "Cued Memory Reactivation During Sleep Influences Skill Learning," *Nat. Neurosci.* 15 (2012): 1114–1116.

[7] D. Bendor and M. A. Wilson, "Biasing the Content of Hippocampal Replay During Sleep," *Nat. Neurosci.* 15 (2012): 1439–1444.

[8] A. Arzi, et al. "Humans Can Learn New Information During Sleep," *Nat. Neurosci.* 15 (2012): 1460–1465.

第 13 章：小结：如何获得你需要的睡眠

[1] K. Krauchi, C. Cajochen, E. Werth, and A. Wirz-Justice, "Warm Feet Promote the Rapid Onset of Sleep," *Nature* 401 (1999): 36–37.

[2] R. J. Raymann, D. F. Swaab, and E. J. Van Someren, "Cutaneous Warming Promotes Sleep Onset," *Am. J. Physiol Regul. Integr. Comp Physiol* 288 (2005): R1589–R1597.

[3] K. M. Sharkey, M. A. Carskadon, M. G. Figueiro, Y. Zhu, and M. S. Rea, "Effects of an Advanced Sleep Schedule and Morning Short Wavelength Light Exposure on Circadian Phase in Young Adults with Late Sleep Schedules," *Sleep Med.* 12 (2011): 685–692.

[4] K. Burkhart and J. R. Phelps, "Amber Lenses to Block Blue Light and Improve Sleep: A Randomized Trial," *Chronobiol. Int.* 26 (2009): 1602–1612.

[5] M. L. Stanchina, M. bu-Hijleh, B. K. Chaudhry, C. C. Carlisle, and R. P. Millman, "The Influence of White Noise on Sleep in Subjects Exposed to ICU Noise," *Sleep Med.* 6 (2005): 423–428.

[6] T. Kawada and S. Suzuki, "Sleep Induction Effects of Steady 60 dB (A) Pink Noise," *Ind. Health* 31 (1993): 35–38.

[7] T. Komori, T. Matsumoto, E. Motomura, and T. Shiroyama, "The Sleep-Enhancing Effect of Valerian Inhalation and Sleep-Shortening Effect of Lemon Inhalation," Chem. Senses 31 (2006): 731–737; D. M. Taibi, C. A. Landis, H. Petry, and M. V. Vitiello, "A Systematic Review of Valerian as a Sleep Aid: Safe but Not Effective," *Sleep Med. Rev.* 11 (2007): 209–230.

[8] M. Schredl et al., "Information Processing During Sleep: The Effect of Olfactory Stimuli on Dream Content and Dream Emotions," *J. Sleep Res.* 18 (2009): 285–290.

致　谢

　　我十分乐于向各位同仁致以谢意，你们友好地帮助我完成了本书的研究工作与核查工作。感谢戈拉娜·珀布里克（Gorana Pobric）和帕蒂·阿丹克（Patti Adank）对神经系统和大脑解剖学的基础研究；感谢西蒙·凯尔（Simon Kyle）对睡眠生理学的研究；感谢苏·卢埃林（Sue Llwellyn）和马克·布莱格罗夫（Mark Blagrove）对梦的研究；感谢吉姆·霍恩（Jim Horne）对睡眠的普遍性及睡眠不足造成的影响的研究；感谢丽贝卡·埃利奥特（Rebecca Elliott）和黛博拉·塔勒米（Deborah Talmi）对情绪和情绪记忆的研究；感谢戴夫·琼斯（Dave Jones），他指导了我们如何获取充足的睡眠。特别感谢伊莎贝尔·哈钦森（Isabel Hutchinson），她校对了全书底稿并提出了许多有用的建议。同栏感谢我的父母，你们一直支持着我，孜孜不倦地校对本书并检查语法。